CUIDA TUS CERVICALES

DR. JORDI SAGRERA FERRÁNDIZ

CUIDA TUS CERVICALES

integral

© del texto: Jordi Sagrera Ferrándiz, 2019.
© de las ilustraciones: Francisco Javier Guarga Aragón, 2019.
© de esta edición: RBA Libros, S. A., 2019.
Avda. Diagonal, 189 - 08018 Barcelona.
rbalibros.com

Primera edición: junio de 2019.

REF.: RPRA549
ISBN: 978-84-9118-199-6
DEPÓSITO LEGAL: B.13.242-2019

Coordinadora del libro: Laura González Bosquet.
Redacción: Pablo Cubí del Amo.

DÁCTILOS • PREIMPRESIÓN

Impreso en España • *Printed in Spain*

El papel utilizado para la impresión de este libro es cien por cien libre de cloro y está calificado como papel ecológico.

CONTENIDO

INTRODUCCIÓN   13

1

LA IMPORTANCIA DE LAS ARTICULACIONES EN EL MOVIMIENTO   17

¿Qué son las articulaciones facetarias?   18

El cojín que protege tus vértebras   19

¿De qué está compuesto el disco?   19

2

LA COLUMNA Y LA ZONA CERVICAL   21

¿Para qué sirven las curvas de la columna?   22

Los nervios de las cervicales   24

Tipos de respuesta frente a un nervio dañado   25

3

¿POR QUÉ DUELEN LAS CERVICALES?   27

¿Por qué se desgastan las articulaciones cervicales?   28

Causas del dolor de cervicales   29

El dolor, un tema subjetivo   30

Las mujeres los sufren más   31

¿Puede haber dolor sin que haya un problema cervical?   33

4

LA IMPORTANCIA DE LOS MÚSCULOS 34

Una herramienta fundamental 35

Causas del dolor cervical de origen muscular 36

El latigazo o *whiplash* 37

Cómo afecta el dolor a los músculos 38

¿Se recupera la musculatura por sí sola? 38

5

¿CÓMO PUEDE SER EL DOLOR DE CERVICALES? 41

¿Dónde está el origen del dolor? 41

¿Qué nos puede indicar el dolor? 42

6

¿QUÉ ESPECIALISTAS TRATAN ESTAS DOLENCIAS? 49

Un abordaje multidisciplinar 49

El papel del osteópata, del fisioterapeuta y del masajista 50

El papel del psiquiatra y del traumatólogo 51

No hay una regla fija 52

El gran debate: la regulación profesional 53

¿Dónde interviene el quiropráctico? 54

El recuperador deportivo 54

7

¿QUIÉN TIENE MÁS RIESGO DE SUFRIR DE CERVICALES? 56

Agricultores, transportistas y obreros de la construcción 57

Algunos dependientes 57

Las personas que han sufrido un accidente 58

Las personas que usan continuamente pantallas 58

Las personas de vida sedentaria 60

Los conductores 60

Las personas nerviosas o con el ánimo bajo 61

Las personas con insomnio 62

8

CÓMO PUEDE ALTERAR TU DÍA A DÍA EL DOLOR CERVICAL 64

El dolor pone la piel de gallina 65

El dolor es un indicativo de la intensidad de la lesión 66

Se acelera el corazón y sudas en exceso 67

Puede costarte más respirar 68

Puede provocar dolor de cabeza o fatiga visual 69

Puede producir mareos y vértigos 70

¿Cómo puedes mejorar el riego sanguíneo que llega al cerebro? 71

9

LAS CLAVES DE UN BUEN DIAGNÓSTICO 72

La anamnesis, el factor humano 72

La exploración física 74

La radiografía revela tus vértebras 76

El escáner, la visión periférica 77

La resonancia magnética detecta las hernias 79

El electromiograma, para ver los nervios 81

10

DEPORTES PARA EL CUIDADO CERVICAL 83

Cuida el tono muscular 84

El deporte más adecuado 86

No te engañes con el ejercicio 92

Siempre hay que calentar 94

Evita los deportes de impacto 95

Cuánto deporte hay que practicar 96

11

GESTOS PARA PROTEGER LAS CERVICALES 97

Las tareas que más pueden dañarnos 97

Cómo sentarse frente al ordenador 98

Cómo sentarse delante del televisor 99

Cómo usar el móvil correctamente 100

La postura adecuada para leer o estudiar 100

La postura en las tareas domésticas 101

Reorganiza la cocina y la oficina 104

La forma correcta de caminar 105

Cómo transportar pesos 106

La postura adecuada para conducir 108

Cómo acostarnos de forma correcta 108

El colchón y la almohada más adecuados 110

Cómo levantarnos 113

La ropa también influye 114

La importancia de las emociones 114

12

ALIMENTOS QUE BENEFICIAN A LAS ARTICULACIONES 117

Primer objetivo: evitar el sobrepeso 118

El colágeno, un componente esencial 119

El ácido hialurónico refresca las articulaciones 122

El magnesio relaja tus músculos 124

CONTENIDO

Un menú para tus articulaciones 126

¿Son necesarios los suplementos? 129

13

LA AYUDA DE LAS PLANTAS 130

¿Cómo nos pueden beneficiar las plantas? 131

Cómo se utilizan las plantas 131

Productos ya preparados 134

Plantas relajantes musculares 136

14

AROMATERAPIA Y FANGOTERAPIA 148

¿En qué consiste la aromaterapia? 148

¿Qué son los aceites esenciales? 149

Tratamiento con arcillas 152

Plantas remineralizantes 154

15

LA IMPORTANCIA DE LAS TERAPIAS MANUALES 155

El arte de combinar técnicas 156

16

PRINCIPALES PATOLOGÍAS DE LAS CERVICALES 165

Desgaste cervical 165

Esguince cervical: forzar la articulación 166

Protrusión y hernia discal 166

Contractura o sobrecarga muscular 167

Pinzamiento de las vértebras 167

Latigazo cervical 168

La tortícolis 168

¿Cuándo debemos ir a urgencias? 169

17

TRATAMIENTO PARA UN DOLOR DE CERVICALES 170

¿Frío o calor? 171

¿Ejercicio o reposo? 172

¿Es bueno quedarse en la cama? 173

Los peligros de la automedicación 173

Masaje para aliviar 174

18

EJERCICIOS DE PREVENCIÓN Y RECUPERACIÓN 175

Ejercicios para destensar la musculatura 175

Ejercicios que deben evitarse siempre 179

Ejercicios isométricos: trabajar sin mover 179

Ejercicios de estiramientos 181

CONSEJOS FINALES 187

INTRODUCCIÓN

El dolor de cervicales es el más común después del lumbago y el principal motivo de consulta médica, lo que no es nada extraño puesto que las cervicales son la parte más frágil de la columna y la más vulnerable a las lesiones. Hay que tener en cuenta que los huesos que forman la zona cervical, las siete primeras vértebras de la columna, se encargan de soportar constantemente un peso importante: nuestra cabeza. La función de las cervicales es primordial, como vamos a ver. Por ellas pasan los centros nerviosos que se ramifican para conectar el cerebro con el resto del cuerpo. La columna cervical es el sistema articular más complejo y móvil del organismo. Tiene 32 articulaciones, coordinadas entre sí, y juntas llevan a cabo los movimientos de la cabeza en relación al tronco.

Se han hecho estudios del movimiento del cuerpo humano que aseguran que el cuello puede llegar a moverse hasta 600 veces en una hora de trabajo, algo que no ocurre con ninguna otra parte del cuerpo. Se mueve mucho más de lo que pensamos al caminar, al permanecer de pie, al acostarse o al levantarse. Si a esto le añadimos que la columna cervical está sujeta a situaciones de estrés o tensión, puede que no nos resulte tan sorprendente que pueda sufrir dolor y sobrecargas con enorme facilidad. Por todo esto es una de las principales partes de nuestro cuerpo en las que aparecen problemas articulares, musculares y óseos.

Los problemas cervicales son tan antiguos como nuestra propia historia. Fíjate en que ya aparecen referencias a ellos en inscripciones encontradas en tumbas egipcias que datan de tres siglos antes de Cristo: en una de las tablillas se describen los achaques de un joven jefe nubio, cuya relación con el mal estado de sus cervicales podría ser fácilmente deducida por un médico en la actualidad —casi con seguridad sus males estaban causados por no usar un reposacabezas en sus largas cabalgatas—. Los dolores cervicales pueden alterar de modo significativo nuestra calidad de vida. Por suerte, ahora sabemos mucho más sobre ellos que los antiguos sacerdotes egipcios. Sabemos cómo evitarlos o cómo hacerles frente. Mi objetivo es que tú también lo sepas.

La tensión nerviosa o la mala postura son las principales causas de las molestias cervicales. Además, puede haber otros múltiples desencadenantes concretos, como movimientos repetitivos relacionados con el trabajo, artrosis, protrusiones o hernias discales. Al margen de cuál sea su origen, las alteraciones que provocan van a ser nuestro objeto de estudio. Así pues, espero que al final del libro hayas podido conocer no solo cómo funciona esta maravillosa estructura, sino que sepas cómo prevenir los trastornos o las sobrecargas cervicales. Y que, si sufres algún dolor, tengas nociones sobre el motivo del mismo y su posible alcance: si es una alteración sencilla o algo más importante que hay que consultar con un médico.

Yo soy médico y masajista osteópata. He crecido profesionalmente junto con mi padre adoptivo, el doctor Vicente Lino Ferrándiz, que fue el creador del quiromasaje. Además, amplié mi formación sobre técnicas más específicas para manipular las vértebras cervicales con otros médicos. El conocimiento que me transmitieron y el que he podido desarrollar a lo largo de mi carrera profesional me han servido para comprobar que no hay que desesperarse con el dolor cervical, aunque pensemos que es crónico, ya que hay técnicas muy efectivas y poco invasivas para aliviarlo.

1

LA IMPORTANCIA
DE LAS ARTICULACIONES
EN EL MOVIMIENTO

Nuestro cuerpo es una máquina increíble. En cada movimiento que hacemos al día, ponemos en marcha un sofisticado equipo mecánico, compuesto de huesos, músculos y articulaciones. No podemos llegarnos a imaginar la cantidad de elementos que se movilizan al hacer cualquier pequeño gesto.

Los huesos dan estabilidad y robustez al cuerpo, mientras que los músculos también lo ayudan a sostenerse y transmiten la fuerza para realizar el movimiento. Pero nada sería posible si entre un hueso y otro no hubiera un engranaje que nos permitiera realizar esas tareas diarias. Ese engranaje son las articulaciones: las uniones entre los huesos que permiten que estos se engarcen sin erosionarse. Sin ellas, el movimiento sería imposible.

A las articulaciones, no solemos prestarles atención y muchas veces ignoramos su existencia hasta que nos duelen. Es entonces cuando advertimos su función e importancia.

¿QUÉ SON LAS ARTICULACIONES FACETARIAS?

Hay varios tipos de articulaciones. Las articulaciones semimóviles, que son las que trataremos en este libro, tienen una capacidad de movimiento muy limitado hacia los lados o adelante y atrás. Su función es sobre todo la de ejercer de nexo y soporte entre un hueso y otro. Es el tipo de articulación que hay, por ejemplo, entre las vértebras de la columna.

Las articulaciones no están formadas por un solo elemento, sino que son una combinación de varios que trabajan juntos para conseguir encajar un hueso en otro y facilitar el movimiento.

Las vértebras cervicales se conectan entre sí por medio de tres articulaciones. Hay dos pequeñas en la parte lateral de la vértebra que se llaman articulaciones facetarias. Además de conectar una vértebra con la otra, guían la espina dorsal, que es el tubo de nervios que conecta la cabeza con el cuerpo, permitiendo que acompañen el movimiento hacia delante o atrás. De esta manera, la columna y la espina dorsal se mueven al unísono.

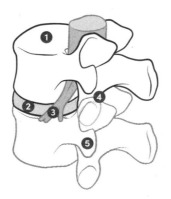

1. Cuerpo vertebral
2. Disco intervertebral
3. Raíz cervical
4. Articulaciones facetarias
5. Pedículo

Al igual que otras articulaciones del cuerpo, como la rodilla o el codo, permiten unos movimientos de columna reducidos. Pueden inflamarse a consecuencia de una lesión o por el desgaste como otras articulaciones, y provocar dolor y rigidez.

EL COJÍN QUE PROTEGE TUS VÉRTEBRAS

El otro tipo de articulaciones de las vértebras son los discos intervertebrales, que actúan como cojín entre ellas, y además sirven como ligamento para mantenerlas juntas. El disco intervertebral no es homogéneo: tiene un núcleo pulposo, como un gel o una clara de huevo, alrededor del cual hay un disco, llamado anillo fibroso.

¿DE QUÉ ESTÁ COMPUESTO EL DISCO?

El principal elemento de estos anillos es agua, por lo que su abundancia en el núcleo pulposo lo convierte en un amortiguador extraordinario. En el disco encontramos también grandes cantidades de colágeno, la molécula responsable de la firmeza y la elasticidad del anillo. A medida que el cuerpo envejece, la producción de colágeno se va reduciendo gradualmente. Por eso la edad es un factor determinante para saber el estado en el que están nuestras articulaciones y para explicar varias de las dolencias que pueden presentarse.

El ácido hialurónico es otra molécula presente tanto en las articulaciones como en los cartílagos y la piel, que ayuda a retener agua dentro de los tejidos, actuando como lubricante. Al igual que el colágeno, también va desapareciendo con los años. Así, se calcula que a los cincuenta años el ser humano ha perdido la mitad del ácido hialurónico.

En el núcleo del disco también hay, en una proporción que varía entre el 30 % y el 60 % de su composición, gel proteoglicano, otra clase de proteína, con la función de conservar el agua de los tejidos.

2

LA COLUMNA Y LA ZONA CERVICAL

La columna o espina dorsal es la línea central de nuestro esqueleto que acompaña y potencia cualquiera de nuestras acciones, como, por ejemplo, lanzar una piedra o empujar una silla. También contribuye a mantener estable el centro de gravedad de nuestro cuerpo, tanto en reposo como, sobre todo, en movimiento.

La columna está formada por 33 vértebras. Los siete huesos cervicales son más pequeños que las demás vértebras de la columna. Además de proteger la médula espinal, la función de la zona cervical es aguantar el peso del cráneo y permitir los movimientos de la cabeza, adelante y atrás y hacia los lados. Para ello, las dos primeras vértebras son diferentes: tienen una forma y una función única. El cráneo se apoya en la primera vértebra, denominada atlas, que sirve de eje y cuyo diseño permite que la cabeza se mueva adelante y atrás, como al asentir. La siguiente vértebra, el axis, se sitúa detrás del atlas y sirve para girar el cuello hacia los lados, como cuando negamos con la cabeza. Cada una de las cinco vértebras restantes tiene una forma muy igual —la séptima, un poco más prominente— y está destinada a aguantar el peso de la cabeza. Además, las vértebras cervicales están rodeadas por un complejo sistema de músculos, ligamentos y tendones, que ayudan a sujetarlas y estabilizarlas.

Los músculos son los principales responsables de mantener el equilibrio y la estabilidad, y permiten el movimiento. Cuanto más musculado tengamos el cuello, las cervicales se aguantarán con mayor firmeza. Existen diferentes tipos de músculos, algunos de los cuales van ligados en pares. Así, cuando el de un lado se contrae, el otro se relaja. Por otro lado, los ligamentos evitan que giremos en exceso la cabeza y que nos provoquemos lesiones graves.

Si miramos una espalda a través de rayos X veremos que las vértebras están perfectamente alineadas. Pero si la miramos de perfil, la columna ya no es recta, sino que forma dos zonas de curvas. La curvatura superior corresponde a la zona cervical, que va desde la base del cráneo hasta la altura de los hombros, mientras que en la parte inferior se forma la curvatura lumbar.

¿PARA QUÉ SIRVEN LAS CURVAS DE LA COLUMNA?

El ser humano ha evolucionado, desde que empezó a erguirse, para que su columna sea lo más eficiente posible a la hora de transportar cargas y trabajar sujetando objetos con los brazos.

Aguantamos mejor la cabeza —que, aunque pueda sonar cómico, no es precisamente ligera, ya que de media pesa entre 4 y 6 kilos— y cualquier cosa que llevemos sobre ella, si las vértebras cervicales forman esa suave curva, en lugar de ser una línea recta. Esa curvatura se denomina lordosis cervical y se forma gracias a que los mullidos discos intervertebrales cervicales no son completamente planos, sino que tienen forma de cuña. La altura anterior de los discos cervicales es aproximadamente un 40 % mayor que la altura de los discos en la parte posterior. Como veremos más adelante, por el desgaste, por malos hábitos o por un esguince, se puede producir la rectificación de la lordosis cervical o pérdida de parte de esa curvatura.

Si la forma de las cervicales es correcta, su perfecto diseño nos permitirá que la carga de la cabeza esté bien repartida y equilibrada, con el centro de gravedad bien distribuido. En cambio, si la curva no es la adecuada, el centro de gravedad se desplaza hacia delante, con lo que los músculos del cuello y de las articulaciones trabajan más para soportar esa inclinación.

AUTOEVALUACIÓN: ¿CÓMO SABER SI TENGO LA CURVATURA CERVICAL CORRECTA?

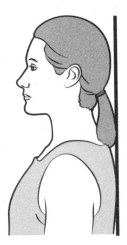

Esta sencilla prueba te puede servir para comprobar tú mismo si tienes las cervicales rígidas o no; es decir, si has perdido algo de la curvatura natural que forman las cervicales.

Sitúate de pie con la espalda recta y apoyada en una pared. Después, levanta la cabeza hasta que estés erguido y mirando al frente. No se trata de ir subiendo la cabeza hasta que toques la pared, sino de que mantengas una postura natural para ti. A continuación, pasa la mano por detrás de la cabeza. Si no puedes, porque tocas la pared o hay como máximo dos dedos de distancia entre la cabeza y la pared, la curvatura es correcta.

LOS NERVIOS DE LAS CERVICALES

El sistema nervioso central parte del cerebro, desciende a través de la médula espinal y se va ramificando a medida que baja por todo el cuerpo, como una red eléctrica que va suministrando señales a cada punto de nuestro cuerpo y les manda información. Esta red ramificada es el sistema nervioso periférico.

Los nervios cervicales controlan muchas de las funciones del cuerpo y de sus actividades sensoriales. Los médicos los enumeramos del 1 al 8. De una manera muy simplificada, y solo como orientación, podemos resumir las conexiones que establecen cada uno de ellos como veremos a continuación.

- C1 y C2: la cabeza y el cuello.
- C 3: el diafragma.
- C 4: los músculos superiores del cuerpo, como los deltoides, situados en los hombros y los bíceps, al principio de los brazos.
- C5 y 6: los músculos extensores de la muñeca.
- C7: los músculos tríceps (situados en la parte posterior de los brazos).
- C8: las manos.

Estos nervios, como ves, son vitales para numerosas funciones de toda el área superior del cuerpo. Un daño en un nervio cervical se manifiesta de muchas maneras, dependiendo de cuáles de ellos se vean afectados y de la gravedad del daño que se haya producido.

TIPOS DE RESPUESTA FRENTE A UN NERVIO DAÑADO

Cuando se daña un nervio se pueden producir las respuestas que explicaremos a continuación.

1. **Pérdida de la función muscular.** Por ejemplo, un accidente de coche o caer mal de cabeza en el agua pueden provocar la fractura de las vértebras cervicales y afectar también los nervios. Si el nervio dañado es el C7, pueden quedar debilitados los músculos que conectan con las manos, mientras que si el afectado es el C4, los brazos pueden quedar atrofiados y sin movimiento.

2. **Dolor.** También el dolor en zonas en teoría alejadas del cuello puede estar relacionado con las cervicales, por causa de las conexiones nerviosas. Si sufrimos una hernia discal —un problema de los discos intervertebrales, que explicaremos más adelante— por la cual se ve constreñido el nervio C6, el resultado puede ser un dolor que irradia desde el brazo hasta el dedo pulgar.

3. **Entumecimiento.** En otras ocasiones, la parte dañada por el nervio queda entumecida. El C6 del ejemplo anterior puede verse afectado de otra manera, y entonces sentimos el brazo y el pulgar tumefactos, como si se nos quedaran dormidos.

4. **Dificultad para respirar.** Es una reacción lógica cuando los nervios afectados corresponden a las primeras vértebras, desde donde se ramifica el nervio C3. El diafragma puede verse debilitado hasta el punto de que el paciente necesite respiración asistida.

5. **Hormigueo.** Lo que conocemos popularmente como cosquilleo u hormigueo tiene un nombre técnico: parestesia. Los médicos a veces encuentran en ese hormigueo en la mano una pista para establecer qué nervio cervical se ha visto afectado.

3

¿POR QUÉ DUELEN LAS CERVICALES?

Dolor cervical o cervicalgia es el nombre médico con el que se conoce el dolor proveniente de las cervicales y significa simplemente eso. Por lo tanto, no es un diagnóstico o la denominación de ninguna patología en concreto. Se trata meramente de un término descriptivo para referirse al dolor de cuello y al de la zona cervical, en concreto.

Normalmente ese dolor está causado por problemas mecánicos. Por ejemplo, las malas posturas, los traumatismos, el estrés y la tensión nerviosa y los esfuerzos pueden dañar e inflamar las articulaciones, los músculos, los ligamentos y los nervios del cuello, dando lugar a dolor, contracturas, pérdidas de movilidad, dolores de cabeza, mareos, vértigos, dolor referido a los brazos y hormigueos en las manos, entre otros síntomas.

Como el dolor de cuello o cervicalgia puede producirse por diversos tipos de lesiones que producen síntomas parecidos, es preciso identificar la causa concreta del dolor de cada paciente para poder aplicar el tratamiento adecuado de acuerdo con origen del problema y no solo tratar los síntomas que produce. De este modo, se evita que la lesión empeore y se cronifique.

¿POR QUÉ SE DESGASTAN LAS ARTICULACIONES CERVICALES?

Cualquier mecanismo de una maquinaria acaba desgastándose por el paso del tiempo, el mal uso y el rozamiento. Nuestro cuerpo no es una excepción, por mucho que tengamos unos sistemas muy efectivos para reparar, en lo posible, las erosiones que padece. No todo se puede arreglar ni todas las reparaciones que realiza nuestro cuerpo son siempre beneficiosas, por contradictorio que pueda parecer. Esto, que se puede aplicar a cualquier parte de nuestro organismo, es especialmente significativo en la zona del cuello. Estamos tan acostumbrados a mover el cuello que no somos conscientes de todas las veces que lo hacemos. Se calcula que, de media, lo movemos 600 veces por hora. El cuello no se mueve solo cuando giras la cabeza sino que con cada gesto, con cada risa, con cada acto de levantarse, de sentarse o de caminar estás moviendo inconscientemente la columna cervical.

Las articulaciones cervicales, o discos intervertebrales, están cubiertos por un cartílago liso y brillante. Las propiedades resbaladizas del cartílago favorecen que las dos superficies de las vértebras se muevan fácilmente entre sí, mientras que el disco intervertebral que funciona como un cojín y que está bien adherido a las dos vértebras entre las que se sitúa, resiste la tendencia de estas a desalinearse. Con el paso del tiempo y con el uso, el cojín puede achatarse ya que va perdiendo parte del agua de la que se compone. Por tanto, el disco ya no brinda un acolchado adecuado entre las vértebras, con lo que los huesos se van acercando cada vez más.

Como el disco ya no frena como antes la acción de las fuerzas a las que está sometido normalmente, las otras articulaciones deslizantes de la columna —las articulaciones facetarias— sufren las consecuencias. Como mencionamos antes, estas articulaciones tienen sobre todo la función de guía. Ahora se les encomienda una tarea extra: se ven obligadas a soportar una carga adicional mucho mayor. Pero ni las articulaciones facetarias ni el cartílago que envuelve las vértebras están tan lustrosos como años atrás y también sufren. Se establece así un círculo vicioso de desgaste. Cuanto más se degeneran las articulaciones facetarias, menos ayudan en el movimiento y en el soporte de pesos, lo que repercute en el disco intervertebral ya gastado que, a su vez, se va a degenerar todavía más.

En la actualidad, los cambios en el disco intervertebral y en las articulaciones facetarias no son reversibles, por lo que hay que cuidarlas para que ese desgaste sea lo más lento posible.

Está comprobado que si tuviéramos una buena higiene postural se evitarían muchos de los dolores de la zona cervical. Se trata de mantener una buena postura y los músculos de la zona más relajados, a pesar del estrés al que nos somete el día a día, que pasa factura especialmente al cuello. Fíjate cómo cuando estás en una situación de tensión, los primeros músculos que se sobrecargan son los de esa zona. Vivimos alerta ante cualquier sonido, como hacían nuestros antepasados nómadas cuando presentían un peligro; dispuestos siempre a girar la cabeza rápidamente en cualquier dirección por donde pueda aparecer un animal peligroso, o para oír mejor un sonido extraño. Hoy ya no tememos la presencia de una bestia en los alrededores. Sin embargo, esa tensión puntual se ha convertido en algo permanente, por la continua cantidad de estímulos que nos invaden y el estrés sin fin.

CAUSAS DEL DOLOR DE CERVICALES

El desgaste de las articulaciones no es algo a lo que tengamos que resignarnos como un pago inexorable por el paso de los años. Más adelante veremos que existen muchos recursos que nos ayudan a cuidarlas: desde los cambios de hábitos, los ejercicios para mejorar la postura y los estiramientos a los consejos nutricionales y los tratamientos de fitoterapia. De todas formas, el desgaste no sería un problema tan acuciante si no fuera porque además es una causa frecuente de dolor. De hecho, el dolor cervical es una de las causas habituales de consulta médica.

Son los llamados receptores del dolor los que nos avisan de este, cuyo origen último puede ser muy variado. Al igual que en muchas partes del cuerpo, tenemos receptores del tacto, del frío, del calor o de la presión, también tenemos receptores del dolor. Todos estos receptores son pequeñas estructuras, como nódulos, de tejido nervioso. En los aproximadamente dos metros cuadrados que ocuparía nuestra piel estirada se acumulan unos cinco millones de estas diminutas antenas. Son como las alarmas de las casas, que están ahí a la espera de recibir una señal.

Los receptores del dolor también están presentes en las articulaciones de las cervicales y se caracterizan por un umbral del dolor muy bajo, mucho más que en otras partes del cuerpo. Así, en cuanto notan una pequeña alteración, se estimulan y te avisan. Aunque, depende de cada persona, en general, son muy sensibles.

EL DOLOR, UN TEMA SUBJETIVO

El dolor, en sí, no es palpable. Hay especialistas que se han dedicado a medirlo y han aplicado grados de dolor para poder realizar un estudio. Sin embargo, no se puede ver claramente. Podemos examinar el daño que ha hecho una herida en la piel o los problemas que el deterioro ha provocado en una articulación. Eso sí se puede fotografiar y estudiar. Pero no podemos hacer una descripción clara de cuánto dolor causa esa herida o ese deterioro articular.

Se trata del mismo tipo de subjetividad que se observa en los receptores del calor y del frío. Por ejemplo, para mí la temperatura del agua de la ducha puede ser agradable, mientras que para otra persona puede estar demasiado caliente. Hay unos mínimos y unos máximos, y en esa franja las opiniones pueden variar mucho. Este mecanismo también explica por qué hay gente que consigue soportar mejor el dolor. Además, la concentración puede influir en el dolor. Así, si relajas el cuerpo, fabricas sustancias calmantes en todo tu organismo, con lo que los receptores se vuelven menos sensibles.

LAS MUJERES LOS SUFREN MÁS

Las mujeres son más proclives a sufrir dolores cervicales crónicos. No es una percepción subjetiva, sino una evidencia científica comprobada por varias investigaciones, como el reciente estudio llevado a cabo por el Centro Médico de la Universidad Loyola, en Estados Unidos. Las diferencias no son muy grandes, pero sí significativas. De los pacientes que acudieron al médico aquejados por este problema, los casos de dolor crónico y recurrente entre las mujeres alcanzaban el 12 %, mientras que entre los hombres no llegaba al 11 %. Las diferencias se incrementan si se trata de consultas puntuales. En este caso, el porcentaje es del 68 % entre las mujeres, frente al 32 % entre los hombres.

Se han dado varias explicaciones para justificar estas diferencias, algunas de las cuales son sociológicas, como el hecho de que las mujeres tienen más costumbre de ir al médico a consultar cualquier problema. Otra causa reconocida son las diferencias hormonales. Cuando los investigadores del estudio analizaron los casos en los que el dolor se debía a un desgaste de las articulaciones, comprobaron que efectivamente se daban más en mujeres

(4,5 % de mujeres frente a un 3,3 % de hombres). Descartadas otras posibles causas, como el tabaquismo, la edad o el peso, la conclusión lógica fue que, efectivamente, las diferencias hormonales influían en el mantenimiento de las articulaciones.

Hay también una explicación más general. Como sabemos, la mujer, dentro de su ciclo, sufre alteraciones hormonales. Cada tipo de hormona provoca a su vez otros cambios, como retención de líquidos, estrés, tensión muscular, etc. Por esa razón suelen sufrir con más frecuencia dolores, en general, como migrañas o dolores en los músculos. Y por eso también sufren dolores en las cervicales, que no tienen una patología de base, es decir, no se deben a una enfermedad concreta. En cambio, los hombres siempre tienen las mismas hormonas; aunque con los años van bajando poco a poco, no hay alteraciones, por lo que no es un factor que favorezca que sufran dolor, al menos no con la frecuencia con el que lo sufren las mujeres.

Es curioso cómo se invierten los términos cuando hablamos de la percepción del dolor. Los hombres, menos acostumbrados a sentirlo, cuando experimentan dolor tienden a quejarse más y a percibirlo como incapacitante en más ocasiones que las mujeres. Ellas, pese a que estadísticamente sufren más tipos de dolores, como migraña, dolores de cabeza en general o fibromialgia, entre otros, los exteriorizan menos y suelen sobrellevarlos con mayor entereza.

Lo vivo muy a menudo en la consulta. Un hombre se preocupa en seguida; a la mínima que siente un dolor tiene que averiguar cuál es su causa. En cambio, cuando le preguntas a las mujeres si tienen dolor te suelen responder con un «lo normal», lo que significa que ya están acostumbradas a convivir con él, y no le dan más importancia. Es, por tanto, un tema de percepción. No es que los hombres, en general, sean más sensibles al dolor que las mujeres, sino que están menos acostumbrados a sentirlo.

¿PUEDE HABER DOLOR SIN QUE HAYA UN PROBLEMA CERVICAL?

Pues sí. En ocasiones el origen del dolor cervical, o incluso craneal, está fuera de la columna. Por tanto, a primera vista no resulta tan evidente. La tensión arterial elevada puede acabar provocando dolores en las cervicales o dolor de cabeza. En este caso estamos ante un dolor reflejo. La patología no implica las cervicales, sino que, al haber más presión en las arterias, estos conductos están más cerrados, por lo que hay menos riego y más tensión circulatoria. Esa circunstancia causa dolor por causa de una disminucion del riego sanguíneo.

Tener los niveles de colesterol muy elevados también puede ocasionar molestias en las cervicales por un motivo similar al anterior. Además, no es la única parte del cuerpo en la que pasa. Un problema de vesícula, por ejemplo, puede provocar dolor en el hombro.

Existe una sencilla autoevaluación, que presentamos al final del siguiente capítulo, que te ofrece la posibilidad de realizar una primera aproximación a las causas del dolor. Si al hacerla no notas ningún cambio en las molestias que sufres, se puede deducir que el problema no viene de las cervicales. Es decir, si no hay disminución de la movilidad y de la de rotación pese al dolor y, en general, este no empeora con ningún movimiento, podemos deducir que su origen está, como decimos los médicos, extrarraquis, es decir, fuera de la columna.

4

LA IMPORTANCIA DE LOS MÚSCULOS

Los músculos del cuello son, en un número elevado de casos, los culpables del dolor cervical. Aunque lo primero que relacionamos con este dolor, por su nombre, son las cervicales, estas están íntimamente engarzadas con los músculos que las sujetan y las ayudan a girar. Por eso, cuando se produce un dolor en la zona del cuello, los músculos deberían estar entre los primeros puntos analizados. Suelen sufrir contracturas con facilidad cuando se realiza cualquier movimiento brusco y generan entonces lo que se conoce como puntos gatillo o pinchazos. Estos se manifiestan a veces en zonas alejadas del lugar donde se localiza la contractura, porque estas lesiones irradian el dolor hacia las terminaciones nerviosas de la espalda, del hombro, e incluso más lejos, hasta el codo o la mano. También pueden repercutir en la cabeza y provocar cefaleas. Ante cualquier problema de cervicales, aunque no ataña directamente a los músculos, hemos de tener presente que la musculatura se contractura siempre. Es una reacción natural para protegerse y proteger la zona, independientemente de la causa que haya provocado el dolor.

UNA HERRAMIENTA FUNDAMENTAL

En nuestro día a día exigimos mucho a los músculos del cuello y rara vez pensamos en él, si no nos advierte antes que lo hemos forzado. Basta observar cómo los usuarios de los gimnasios ejercitan toda la musculatura del cuerpo y solo una minoría realiza ejercicios específicos para esa zona. Se puede creer erróneamente que no lo trabajan cuando, en realidad, se moviliza con gran parte de los ejercicios que hacen. Por otro lado, encontramos un buen ejemplo de ejercitación del cuello en el gran trabajo específico que realizan los pilotos de Fórmula 1, ya que, en el coche, están a merced de fuerzas muy potentes y, pese a ello, no sufren lesiones gracias a su entrenamiento.

Un cuello fatigado reduce nuestra movilidad por causa de posibles tirones, no ayuda a proteger bien las vértebras cervicales a la hora de cargar pesos y, al mismo tiempo, reduce nuestro equilibrio. Hay que tener en cuenta que es el único grupo muscular que tiene contacto directo con el sistema nervioso, por lo que es importante que lo conozcamos y ejercitemos adecuadamente.

El cuello está formado por 54 músculos en movimiento permanente, ya que ayudan a realizar todas las acciones de la cara (sonreír o sorprendernos, por ejemplo) y a usar cualquiera de nuestros sentidos (vista y olfato). Por eso, se están moviendo continuamente y solo descansan cuando nos estiramos en la cama y relajamos nuestra expresión. Por tanto, están en constante riesgo de sufrir una contractura por un mal gesto —los músculos que las padecen con más frecuencia son los de la región lateral del cuello.

CAUSAS DEL DOLOR CERVICAL
DE ORIGEN MUSCULAR

Una de las causas de dolor en el cuello o en la nuca, que puede ser agudo y presentarse de forma brusca, es forzar los músculos de esta zona. El motivo más habitual es un tirón o un movimiento fuerte. El tipo de lesión que se produce, si se limita a un daño muscular, no debería durar más de dos semanas, siempre y cuando se guarde reposo y se sigan los cuidados debidos.

Si se trata de un dolor crónico que aparece de forma recurrente, y muchas veces continuada, debemos buscar su origen en nuestros hábitos o en accidentes más importantes. Los más habituales son los siguientes:

- una mala postura al dormir
- una mala posición continuada en el trabajo
- un movimiento brusco mal curado
- una lesión o traumatismo repetido resultado de la práctica de algún deporte
- el uso prolongado del ordenador
- el sedentarismo

La mayoría de casos de dolor de cuello agudo se deben a una distensión de los tejidos del músculo, como los ligamentos o los tendones. Esta lesión, conocida popularmente como esguince o *whiplash*, puede ser causada por un estiramiento del cuello, por haber cargado un peso excesivo, por haber adoptado una mala postura o por un golpe violento.

EL LATIGAZO O *WHIPLASH*

El esguince o latigazo cervical se sufre en muchas ocasiones como consecuencia de la colisión entre vehículos. Lo causa un repentino movimiento de la cabeza hacia atrás (hiperextensión), hacia delante (hiperflexión) o en ambas direcciones. Si el asiento del vehículo no dispone de reposacabezas, ese es el desplazamiento normal de la cabeza que provoca un choque a cierta velocidad.

El latigazo o *whiplash* lesiona varias estructuras del cuello como músculos, ligamentos y articulaciones, rectificando incluso la lordosis cervical (la curvatura natural de las vértebras) en muchos casos. Los síntomas que produce van desde dolor cervical hasta dolor irradiado a los hombros, los brazos y las manos. También causan hormigueos en las manos, dolores de cabeza, disminución de la movilidad del cuello, mareos y vértigo. A veces estos síntomas no aparecen hasta días, semanas o meses después del traumatismo, por lo que la detección precoz del posible daño producido y un apropiado tratamiento son esenciales para prevenir secuelas permanentes graves.

Un estudio publicado en la revista científica de traumatología *Journal of Orthopaedic Medicine* por los doctores G. Bannister y S. Kahn concluía que el tratamiento de osteopatía del esguince cervical obtiene mejores resultados que el convencional —al que consideran «decepcionante»—. Incluso observaron que, en los casos crónicos, el tratamiento de osteopatía fue el único que probó su efectividad. En cualquier caso, volveremos a tratar este tema cuando hablemos de los diferentes especialistas que se ocupan de los problemas cervicales.

CÓMO AFECTA EL DOLOR A LOS MÚSCULOS

Varios estudios establecen que las personas que han sufrido un problema cervical mueven los músculos del cuello de manera diferente de quienes nunca han tenido dolor en esa zona. Es una reacción lógica, puesto que si una parte del cuerpo nos duele, intentaremos moverla lo menos posible para evitar que se reproduzcan las molestias.

Una buena musculatura es fundamental para ayudar a las articulaciones y protegerlas, por lo que la inmovilidad total de los músculos no es recomendable. Es mucho más interesante que el paciente se vaya conociendo a sí mismo y que sin forzar la musculatura, para evitar el dolor, mantenga el cuello erguido por sí mismo. Por esta misma razón, en las lesiones en las que se recomienda el uso de collarín, se dan pautas para que solo se lleve unas horas determinadas.

Por otro lado, como apuntó un estudio dirigido por el doctor Uhlig en el *Journal of Orthopedic Research*, el tipo de fibras que forman los músculos cambian significativamente cuando hay dolor. Así, en los pacientes analizados, tras sufrir dolor durante un año de forma frecuente, el estudio observó un cambio en los tejidos de su musculatura del 6 %. Dos años más tarde, si el dolor seguía siendo recurrente, se podía comprobar que el 44 % de las fibras se habían transformado. El estudio planteaba que esta puede ser la razón por la que hay una mayor fatiga muscular en los pacientes con dolor de cuello.

¿SE RECUPERA LA MUSCULATURA POR SÍ SOLA?

Los estudios dan a entender que no. La mayoría de las heridas leves de los ligamentos, los tendones y los músculos del cuello dejan de doler en poco tiempo —unos días o un par de semanas—. Pero las personas que no realizan ningún tipo de ejercicio terapéutico no recuperan su función muscular simplemente con la desaparición de los síntomas. Aunque los masajes en la zona afectada pueden ser de gran ayuda para mejorar los problemas de dolor, para tener una buena recuperación de la función muscular la persona tendrá que contar con un entrenamiento específico de los músculos que se hayan visto afectados, lo que significa que solamente un profesional especializado podrá tratar y aconsejar los ejercicios adecuados.

AUTOEVALUACIÓN: ¿CÓMO AVERIGUAR LA TIPOLOGÍA DE TU DOLOR CERVICAL?

Aquí tienes una sencilla prueba que puede ayudarte a diferenciar el tipo de dolor cervical que tienes. Es conveniente que para hacer este movimiento estés sentado, con los pies separados y las manos a los costados. De esta manera, nos aseguramos de no caernos si nos mareamos al hacerlo.

Ha de quedar claro que esta prueba no debe suponer ningún esfuerzo. Si notamos más dolor del que ya tenemos, pararemos en seguida. Tampoco forzaremos el movimiento.

Una vez sentados y con la espalda y la cabeza rectas, moveremos lentamente la cabeza hacia atrás, como si quisiéramos mirar el techo.

Si al hacer este movimiento notas que el dolor empeora, seguramente se trata de un problema en las articulaciones, por lo que, al forzarlas, te avisan de que las dañas más. La visita al médico se vuelve obligatoria para que te especifique el origen concreto del problema y el tratamiento adecuado. Podría ser artrosis, que los músculos están débiles y la articulación sufre, o algún otro trastorno que el doctor te aclarará.

Si, por el contrario, al levantar la cabeza, notas un cierto alivio en el dolor cervical, es muy probable que este sea de origen muscular. Los músculos del cuello pueden sufrir una sobrecarga y ese simple gesto ayuda a relajarlos. Por eso sientes alivio. En ese caso, puede que unos cuantos ejercicios de relajación muscular basten para calmar el dolor. En cambio, si este perdura, no está causado por tensión en los músculos, y conviene ir al médico para que evalúe que no sea una contractura y necesites un tratamiento más específico.

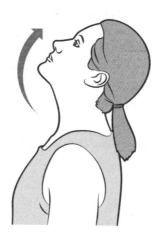

5

¿CÓMO PUEDE SER EL DOLOR DE CERVICALES?

El tipo de dolor puede ayudarnos a conocer la causa. En el caso de las cervicales, a veces, es un dolor concreto, de aparición puntual y con un origen claro. En otras ocasiones, ese dolor es mucho más difuso y no tan fácil de diagnosticar o de relacionar con ellas. Por esas vértebras pasan todas las principales conexiones nerviosas de la cabeza con el cuerpo, hasta la punta de los dedos de los pies. Es una conexión bidireccional, tanto hacia arriba como hacia abajo. Por eso, no tiene que extrañarnos que aquellos dolores que nunca pensaríamos que pudieran relacionarse con las cervicales tengan su origen en ellas. Estamos frente a lo que llamamos dolor diferido.

¿DÓNDE ESTÁ EL ORIGEN DEL DOLOR?

Para analizar el dolor cervical, en primer lugar, podemos dividir sus posibles causas en dos grandes grupos:

1. **De origen local.** Tenemos un problema que afecta a los músculos, a las articulaciones o a los nervios —puede

dañar solo a los primeros, a los segundos o a los terceros e ir interrelacionados. Un problema de un disco vertebral puede afectar a un nervio y también puede causar un problema muscular. O una contractura, que es un problema únicamente muscular, puede ser el causante del dolor y que ni los nervios ni las articulaciones estén dañados.

2. **Extrarraquídeas.** Tienen su origen fuera del raquis (la columna vertebral) y también pueden provocar dolor cervical y de cabeza. Forman parte de este grupo la hipertensión arterial o la hiperglucemia, es decir, tener el azúcar muy elevado; los problemas digestivos, de vesícula biliar, de intestino o el estrés. No son problemas mecánicos, directamente relacionados con las cervicales, que, sin embargo, causan dolor en esa zona.

Cuando todos estos dolores no tienen una causa mecánica y son extrarraquídeos, el movimiento casi nunca se ve limitado. El hecho de que te duela el cuello y puedas moverlo bien te da pistas de cuál puede ser el origen último del problema, que casi seguro será extrarraquídeo. De la misma manera, si te quedas rígido por el dolor, puedes deducir que la causa está directamente en las cervicales o en los músculos que las rodean.

¿QUÉ NOS PUEDE INDICAR EL DOLOR?

El dolor puede darnos información de acuerdo con los factores que explicaremos a continuación.

LA INTENSIDAD

La duración y la intensidad son fundamentales para determinar el tipo de dolor y puede darnos pistas muy fiables sobre su posible causa. Es cierto que la sensación de dolor varía según las personas: hay quienes se quejan cuando sienten cualquier mínima molestia y quienes tienen una gran capacidad para aguantar el dolor. En este sentido, ya habíamos comentado que las mujeres suelen hacerle menos caso porque están más acostumbradas a sufrir dolores. De todas formas, el dolor cervical suele ser muy evidente y no da lugar a matizaciones y cuando aparece, nos quejamos. Según su duración e intensidad, el dolor puede ser:

1. **Agudo.** Se trata de un dolor intenso, de aparición reciente. Se inicia de repente y es muy limitante. Se siente al hacer cualquier movimiento con el cuello. Incluso si no recuerdas haberte golpeado previamente, haber hecho un mal gesto con la cabeza o un esfuerzo con el cuello o con los hombros, es probable que se trate de una contractura de los músculos de las cervicales, lo que los médicos referimos como mialgia cervical aguda y que popularmente se conoce simplemente como tortícolis.

   Este tipo de dolor tiene unas características ordinarias, entre las que destaca el hecho de que mejora si nos mantenemos en reposo. Si no nos movemos, sentimos alivio. Este tipo de dolor te lleva a buscar lo que los médicos denominamos postura antiálgica (antidolor); es decir, intentas mantener ese gesto con el que te encuentras más cómodo. Por eso, cuando una persona sufre tortícolis mantiene el cuello ligeramente torcido o los hombros recogidos para evitar, en lo posible, estirar más los músculos.

2. **Crónico.** Cuando el dolor se extiende durante períodos de tres o más meses se considera crónico. Este suele caracterizarse por una menor intensidad, aunque es mucho más persistente. No impide totalmente el movimiento del cuello, pero quien lo padece intenta

evitarlo, porque le causa molestias. En este caso, el abanico de posibilidades se abre. Lo primero que debemos aclarar es que el hecho de que sea un dolor crónico no significa que sea incurable. Se puede tratar y acabará desapareciendo.

Es necesario indagar por si se detecta algún hábito postural erróneo. De este modo, es muy probable que se deba a una sobrecarga por la repetición de movimientos diarios perjudiciales. De no ser así, varias pruebas exploratorias descartarán otras dolencias. Existen otros muchos motivos que pueden causar un dolor cervical crónico y hay que tenerlos todos en cuenta, pues a pesar de que la inmensa mayoría de las veces suele tratarse de un desgaste de las articulaciones, podría ser una patología más seria y muy limitante.

LAS CARACTERÍSTICAS

Hemos señalado que hay múltiples motivos por los que nos pueden doler las cervicales. Vamos a tratar algunos de ellos y las razones habituales por las que se producen. De todas formas, siempre se ha de tener en cuenta, sobre todo cuando el dolor se extiende durante muchos días, que hay que consultar con un médico. El doctor, como veremos, puede hacernos preguntas de aspectos que no habíamos relacionado con el dolor y que orientarán el diagnóstico en un sentido u otro. Estas son algunas de las causas más habituales de un dolor determinado, lo que no excluye otras. Te pueden dar pistas y, sobre todo, te pueden servir para analizar tu dolor y ayudar al doctor a encontrar su causa.

1. **Dolor que se extiende al brazo y hasta los dedos.** Lo más probable es que se trate de un pinzamiento en la columna vertebral debido a una hernia discal. Recor-

demos que la hernia es la salida del núcleo de uno de los discos amortiguadores de las vértebras, y que, al salirse, comprime un nervio. Otra posibilidad es que el dolor se produzca por una estenosis del conducto vertebral. Este nombre tan técnico se refiere al estrechamiento del espacio entre las vértebras por donde pasan los nervios radiales que salen de la médula espinal y se dirigen a los brazos. El motivo habitual de este estrechamiento es la aparición de pequeñas ramificaciones cálcicas en los huesos —una especie de pequeñas protuberancias—, por el envejecimiento de los ligamentos de las articulaciones laterales, llamadas osteofitos, que reducen el espacio por donde van esos nervios. Otra causa también puede ser una desviación de las vértebras producida por una caída o por un accidente.

2. **Dolor al hacer ciertas posturas.** Es un dolor de origen mecánico que aparece al mover el cuello de una determinada forma. Generalmente, el motivo también es un estrechamiento del conducto vertebral (estenosis). Al movernos de una determinada forma, como al levantar la cabeza o al ladearla, favorecemos que el nervio quede aprisionado y mande la señal de dolor.

3. **Dolor persistente que cambia de intensidad.** Si el dolor es, en general, leve, pero dura varias semanas y en ocasiones se recrudece o empeora con ciertas actividades o posturas, podría tratarse de un desgaste del disco que ejerce de almohadilla entre las vértebras.

4. **Dolor que disminuye al avanzar el día.** El hecho de sentir más dolor en las cervicales por la mañana y que, a medida que van pasando las horas, te encuentres mejor, suele ser indicativo de que padeces artrosis de las articulaciones facetarias. Los síntomas acostumbran a ser parecidos a los que tienen las personas que sufren

esta misma dolencia en las articulaciones de las rodillas o de la cadera, quienes también suelen notar mejoría los días soleados frente a los días húmedos o con frío. En estos casos, las cervicales se convierten en un instrumento meteorológico bastante preciso.

5. **Dolor que crece al avanzar el día.** Cuando uno siente que el malestar cervical va creciendo según pasan las horas debe plantearse la posibilidad de que esté asociado al estrés. En ese caso, normalmente, es más intenso al final del día, pues conforme avanza la jornada laboral, va aumentando la tensión en el cuello y los músculos se acortan. En ocasiones, es posible que aparezca un cuadro de vértigos o mareos, ya sean con sudoración y náuseas o simplemente con la sensación de que todo da vueltas. Otra manifestación típica es la pérdida total de movilidad, con lo que el paciente debe mirar hacia los lados como si fuera un robot, ya que es incapaz de rotar el cuello. Si la contractura es realmente importante, es frecuente que haya sensación de calambres y de hormigueos hacia los brazos o las manos, lo que no significa necesariamente que haya una hernia discal, pues la propia contracción puede provocar ese cuadro.

6. **Dolor al pellizcarte en la cara o al frotar el cuero cabelludo.** A veces sientes dolor al pinzarte una ceja, mientras que en la otra no notas ninguna molestia, o te pasa algo parecido con el mentón (la piel del maxilar). También puede aparecer una sensación de molestia al friccionar el cuero cabelludo. Estos síntomas de dolor son de origen cervical y están causados por el reflejo de los nervios a zonas cutáneas de la cabeza y la cara. Como habíamos dicho antes, se trata de un dolor referido —que también puede denominarse do-

lor metamédico—. Los nervios de cada zona de las cervicales pueden transmitir dolor a esas otras áreas porque entre las distintas capas cutáneas hay numerosos nervios conectados con la columna vertebral. De esta forma, si me duele la piel del cuero cabelludo, es porque las primeras cervicales, las más altas, están afectadas. Si me duele el maxilar, el origen del dolor está en la zona media baja, y si me duele la ceja, es porque las vértebras cervicales centrales están afectadas.

7. **Dolor de cabeza.** Hay que diferenciar el dolor de cabeza y el dolor cervical. Pueden ir juntos o no. Lo cierto es que hasta un 30 % de las migrañas crónicas tienen su origen en las cervicales. Algunas veces ese dolor es la reacción a una irritación en los nervios y los músculos de esa zona que conectan con la cabeza. Este trastorno recibe varios nombres (cefalea cervical, neuralgia occipital, síndrome simpático cervical posterior) y el más extendido es la cefalea cervicogénica. En la inmensa mayoría de los casos detrás de ese dolor sencillamente hay una mala postura, como es la denominada cabeza adelantada: el peso del cráneo tira de las vértebras hacia abajo y puede originar dolor de cabeza. Otro motivo habitual es una pequeña distensión de los ligamentos que rodean las cervicales, de los tendones o de los músculos que van unidos a las cervicales.

Las pistas que explicaremos a continuación nos pueden indicar que la cefalea es cervical y diferenciarla de otras migrañas:

- El dolor aparece en un solo lado de la cabeza, pero si no se le pone remedio, puede extenderse a los dos lados y afectar la frente y el área alrededor del ojo.

- Se intensifica al toser o al estornudar.
- Empeora cuando se mueve el cuello.
- Hay tensión en la zona cervical y cuesta girar la cabeza.
- El trapecio (el músculo que cubre desde la nuca y los hombros hasta media espalda) puede doler y la zona está rígida y en tensión.
- En ocasiones la molestia se concentra en el ojo o en una zona muy concreta de la cabeza.

Hay formas sencillas para aliviar la cefalea y ayudar a evitar que reaparezca. Seguramente, una de las más eficaces, que funciona tanto en los casos de migrañas puntuales como crónicas, es darse duchas de agua caliente. Durante los dos primeros días de dolor intenso, realiza duchas de cinco minutos, dirigiendo el chorro de agua caliente hacia el cuello, tres o cuatro veces al día. El calor húmedo ayuda a reducir la contractura en la zona.

El dolor de cabeza, sobre todo cuando se percibe en los lados, también puede ser debido al pinzamiento de un nervio en la espina dorsal (la columna vertebral), es decir, por una hernia discal.

6

¿QUÉ ESPECIALISTAS TRATAN ESTAS DOLENCIAS?

Sin duda, este es el aspecto más polémico que vamos a tratar en este libro, porque el cuidado de la salud no deja de ser una manera de ganarse la vida y cada profesional intenta marcar su territorio. El problema es que no existe una regulación de todas las especialidades que pueden aportar algo al cuidado de las cervicales.

UN ABORDAJE MULTIDISCIPLINAR

Cuando una persona tiene un dolor cervical lo primero que ha de hacer es averiguar cuál es su causa: debe establecerse un diagnóstico, y esta es una tarea propia de los médicos. Si el médico descubre una lesión, se planteará qué tratamiento será el más indicado.

Cuando el médico comprueba que las dolencias van disminuyendo, comienza la etapa de refuerzo muscular, de rehabilitación. Entonces son los fisioterapeutas los especialistas que se encargan de crear una tabla de ejercicios —son técnicos a nivel deportivo y técnicos en ejercicio físico— y los que harán el mantenimiento, o enseñarán al paciente cómo hacerlo, para que no vuelva a recaer.

El fisioterapeuta no es un médico. Para ejercer se cursa un grado, y algunos completan su formación con un máster. Hoy en día los fisioterapeutas estudian especialidades médicas, como geriatría, ginecología, fisioterapia deportiva o, la que aquí nos interesa, traumatología. La fisioterapia traumatológica participa en la recuperación cuando ha habido lesiones musculares, de huesos o nerviosas. Hay profesionales que incluso se centran en una parte concreta del cuerpo, como el suelo pélvico o la mandíbula.

EL PAPEL DEL OSTEÓPATA, DEL FISIOTERAPEUTA Y DEL MASAJISTA

Otra posibilidad es que el médico no encuentre nada estructural, es decir, que no haya ninguna estructura del cuerpo (huesos, articulaciones, etc.) que parezca afectada y que, sin embargo, sí se descubra un problema funcional: la persona muestra ciertos desequilibrios sin que haya lesión. En ese caso, se puede aconsejar la visita al osteópata. Por tanto, hay ocasiones en las que un osteópata o un masajista —o los dos trabajando conjuntamente— pueden ayudar a corregir, equilibrar e incluso curar diversas dolencias. El médico diagnostica y medica, el fisioterapeuta y el masajista trabajan la zona afectada y el osteópata trata de buscar el equilibrio.

La osteopatía es un método de tratamiento médico no ortodoxo que se basa en la manipulación de las articulaciones y en los masajes. El pionero en esta técnica fue el doctor estadounidense Andrew Taylor Still (1828-1917), cuya tesis se basa en considerar, en primer lugar, el cuerpo humano como un todo funcional. De hecho, esta práctica, conocida con la palabra de origen griego *osteopatía*, busca una vía o camino hacia la normalización global del organismo. Por tanto, la osteopatía considera que el equilibrio entre las distintas partes del cuerpo (huesos, músculos, nervios, articulaciones...) es muy importante. Cuando existe alguna tensión o bloqueo en esta estructura, se refleja en un mal funcionamiento de los órganos y del resto de sistemas fisiológicos de los que depende la salud y el bienestar.

Para trabajar, el osteópata actúa a distintos niveles: sobre los tejidos, sobre los músculos o sobre las vísceras. Para reequilibrar todos los elementos, el osteópata dispone de distintas herramientas de trabajo terapéutico, que básicamente se aplican con las manos. Así usa técnicas de masajes de drenaje linfático o de reflexología —tocar puntos de los pies y las manos para llegar a órganos internos— y técnicas inhibitorias del dolor como la digitopresión. Puede aplicar, asimismo, manipulaciones específicas para que los músculos se estiren convenientemente o para que el paciente adopte determinadas posturas, de manera que los músculos se relajen y disminuya el dolor.

El masajista es un técnico, con unas funciones más limitadas. No siempre es necesario que un masaje cervical lo practique un osteópata, aunque esté preparado para hacerlo. De lo que sí nos tenemos que asegurar es de que el masaje lo haga un masajista con una titulación oficial. En este sentido, he visto anuncios de formación para masajistas por internet. Esos cursos sí que tendrían que estar prohibidos. Por todo esto es recomendable que el paciente pida referencias y sepa dónde se ha titulado el profesional que va a atenderle.

EL PAPEL DEL PSIQUIATRA Y DEL TRAUMATÓLOGO

Sin embargo, por poner un ejemplo práctico, si una persona tiene dolor cervical porque tiene ansiedad, el médico, el fisioterapeuta, el osteópata y el masajista pueden intervenir, pero el paciente necesitará también tratamiento de psicoterapia. El psiquiatra tendrá un papel importante en este caso, porque si no se soluciona primero la ansiedad, el trabajo de los otros especialistas de poco habrá servido. Estamos ante un caso concreto que requiere de un profesional muy especializado para una tarea muy específica. Y no hemos abordado todas las posibles causas de problemas cervicales que también pueden ser originados por anomalías de nacimiento por defectos congénitos o por inflamaciones de tipo reumático.

El médico de cabecera también tendrá en cuenta todos estos elementos en el momento de solicitar pruebas, hacer su diagnóstico y remitir a un especialista u a otro. Veamos un caso más habitual. Si al paciente se le detecta una hernia discal que además de dolor afecta a su movilidad, necesitará cirugía. La va a practicar un traumatólogo, que es el médico especializado en las operaciones o el tratamiento ortopédico de los problemas que aparecen en los huesos, tendones o articulaciones. Y por supuesto, esa operación requerirá también de un médico anestesiólogo que controle que el paciente no tenga dolor y al mismo tiempo que ningún órgano ni la respiración se vean afectados por la anestesia.

NO HAY UNA REGLA FIJA

¿Pero qué pasa si el problema no es tan grave? Como cuando, por ejemplo, no se trata de una hernia discal, sino de una protrusión discal —la deformación de la articulación por la presión del núcleo pulposo central, pero sin llegar a salirse—. En este caso la solución, menos invasiva, consiste en la correcta ejecución de ejercicios y masajes, para eliminar las sobrecargas, y de un tratamiento de osteopatía para equilibrar el cuerpo.

Si se presenta una primera fase aguda, con dolor, interviene primero el doctor, que recetará alguna medicación analgésica y de tratamiento, antes de pasar a la recuperación paulatina y a la reducción de esa protrusión.

En conclusión, no podemos ser tajantes y asegurar que siempre será el médico, el fisioterapeuta, el osteópata, el masajista o el cirujano traumatólogo quien debe intervenir ante un problema de cervicales, sino que dependerá del motivo que ha provocado el problema.

EL GRAN DEBATE: LA REGULACIÓN PROFESIONAL

El fisioterapeuta no es osteópata. Hay médicos que estudian osteopatía, pero no por ser médico se domina esta técnica. Los médicos traumatólogos no quieren que nadie toque a los pacientes más que ellos, pero hay manipulaciones que son simples y que puede realizar un osteópata sin ningún problema.

¿Cómo se puede aclarar un lego en este debate de especialistas? En España no hay una regulación como en el resto de Europa que limite los campos de cada uno de los especialistas y eso constituye un gran problema, porque existe un alto nivel de intrusismo. Un verdadero profesional, en cambio, sabrá decirte lo que puede o no puede hacer.

En otros países, como el Reino Unido, ni el médico ni el fisioterapeuta practican la osteopatía, sino que es un especialista quien utiliza esta técnica. En España es necesario regular su práctica, como en el resto de Europa. De momento, como el ejercicio de la profesión no está regulado, el terapeuta suele ser un fisioterapeuta o un médico que ha adquirido la formación mediante una postgrado en la universidad o en una escuela privada.

¿DÓNDE INTERVIENE EL QUIROPRÁCTICO?

La figura del quiropráctico es un caso aparte; como ya he comentado, si la falta de regulación del osteópata crea confusión, aquí la cosa se complica. La quiropráctica es una especialización del osteópata. El quiropráctico se limita a observar el desequilibrio articular de las vértebras y a realizar manipulaciones para equilibrarlo de nuevo.

El quiropráctico corrige la posición de las vértebras para que el sistema nervioso pueda realizar su labor sin interferencias, mediante unas presiones que reciben el nombre de *ajustes*. Si preguntas al traumatólogo, el médico especialista será especialmente crítico con los quiroprácticos, ya que consideran que no están preparados para manipular las vértebras. Sinceramente, creo que esta prevención responde al desconocimiento. El círculo de quiroprácticos es muy cerrado. No podemos hablar de secta, pero casi. No van a los congresos de medicina o a los específicos de osteopatía y solo se reúnen entre ellos. En cualquier caso, la quiropráctica obtiene buenos resultados en dolores de cabeza, lumbago y hernias discales. Pero no tratan enfermedades concretas, sino que corrigen las subluxaciones con el fin de que el cuerpo haga el resto.

EL RECUPERADOR DEPORTIVO

Finalmente, nos referiremos a otra figura cuyo papel es muy útil y que no siempre tenemos en cuenta. El preparador o recuperador deportivo es el profesional especializado en varios deportes que indica la mejor manera de practicarlos. Hoy en día, el nivel de formación de esta especialidad corresponde a un grado intermedio de estudios —antes era una carrera universitaria, y esa titulación servía, sobre todo, para trabajar como profesor de educación física en los centros educativos y en los gimnasios.

¿En qué caso lo necesitaríamos? Veámoslo con un ejemplo: una rotura de fibras. Primero, el médico te examina y determina que efectivamente hay una rotura en las fibras del músculo. El fisioterapeuta administrará los tratamientos correspondientes, como, por ejemplo, electrolisis —una técnica que consiste en aplicar corriente galvánica a través de una aguja de acupuntura y que ayuda a la reparación del tejido—. Una vez que la lesión se ha curado, tenemos que recuperar la musculatura, y es en ese punto donde intervienen los especialistas en técnica deportiva, los recuperadores deportivos.

Como ves, ningún método ni ningún terapeuta lo trata y lo cura todo, y muchas veces es la combinación de las diferentes especialidades y el trabajo en equipo el que consigue los resultados más adecuados.

7

¿QUIÉN TIENE MÁS RIESGO DE SUFRIR DE CERVICALES?

Las estadísticas ofrecen resultados variables según la muestra de población que se tome como modelo, su procedencia geográfica y otros factores. No obstante, todas coinciden en señalar que la afectación por problemas cervicales es enorme. Algunos de los estudios más recientes calculan que cerca del 70 % de la población adulta sufre o va a sufrir dolor cervical (cervicalgia) en algún momento de su vida y que el 14 % lo padece de forma crónica. No es extraño que los porcentajes sean tan elevados. Ya hemos señalado la importancia de la zona cervical; cómo aguanta el peso de la cabeza y la cantidad de veces que, casi sin ser conscientes, movemos el cuello por minuto. Los músculos del cuello participan en los movimientos de todos los órganos de los sentidos —vista, oído, olfato, gusto y tacto—. Son músculos que, salvo durante el reposo en la cama, están sometidos a una contracción constante, incluso durante los períodos en que permanecemos sentados. Los músculos del cuello intervienen en muchos movimientos contráctiles, ejecutando movimientos o modificando posturas. Eso, sumado a malas posturas y a actividades no recomendables, en las que solemos caer a menudo, favorece la generalización del problema.

AGRICULTORES, TRANSPORTISTAS Y OBREROS DE LA CONSTRUCCIÓN

Hay colectivos laborales cuyas condiciones de trabajo no han mejorado desde hace años. Me refiero a trabajadores cuya labor requiere un alto esfuerzo físico, como pueden ser los agricultores, los obreros de la construcción o los transportistas y empleados de mudanzas, que deben cargar muebles o cajas pesadas de un lugar a otro. Esos trabajadores tienen bastante más riesgo de sufrir lesiones porque realizan continuamente movimientos en los que fuerzan la musculatura del cuello y la espalda.

ALGUNOS DEPENDIENTES

Permanecer muchas horas de pie en un espacio pequeño en el que apenas te mueves es otro factor de riesgo general para la espalda. Si, además, realizamos movimientos repetitivos sobre una mesa que nos obligan a bajar la cabeza para prestar atención a lo que hacemos, el riesgo para las cervicales será mucho mayor. Es el caso de los trabajos que exigen atender de forma bastante constante a lo que hacen las manos, como por ejemplo el de los carniceros. En el mismo grupo se incluirían, además, aquellos profesionales que, pese a estar sentados, también suelen adoptar muchas posturas curvas con el cuello, como los relojeros.

Sin embargo, no podemos hacer una generalización de todos los dependientes, puesto que, en algunos casos, trabajar de cara al público puede ser un elemento protector de las cervicales. Tal como reflejaba un estudio encabezado por el doctor José Ángel García Delgado, del Centro de Investigaciones Médico Quirúrgicas de La Habana, los dependientes van cambiando de postura, pasan algunos ratos sentados y otros de pie, con lo que acuden menos a la consulta por problemas cervicales. También se constató que caminar durante la jornada de trabajo o atender de pie al público, sin la necesidad de estar continuamente mirando hacia abajo, es un factor protector de las cervicales.

LAS PERSONAS QUE HAN SUFRIDO UN ACCIDENTE

Después de un accidente de tráfico o de una caída, es probable que con el tiempo el cuerpo se vuelva a resentir de sus efectos y acaben apareciendo problemas cervicales, si esa parte se vio afectada, por ejemplo, por un latigazo cervical. Cabe esperar que una persona que ha sufrido un accidente pueda recuperarse y hacer una vida completamente normal. Los médicos le darán de alta y acabará la rehabilitación. Si los daños no han sido graves, recuperará la movilidad totalmente. No obstante, la completa recuperación no existe, ya que el cuerpo no queda igual. Se producen pequeños cambios, mínimos, insignificantes en el día a día, pero que con los años serán el origen de otros problemas tanto por lo que respecta a los huesos, como a los músculos y a las articulaciones. En el 15 % de los casos, según la mayoría de estudios, existe un antecedente traumático detrás del dolor cervical.

LAS PERSONAS QUE USAN CONTINUAMENTE PANTALLAS

En la investigación antes referida del doctor García Delgado se concluyó que los pacientes que presentan dolor cervical y usan habitualmente el ordenador alcanzan un 36,4 % del total, contra el 22,1 % que no lo usan nunca. No insistiremos mucho en este punto porque otros estudios comparativos sobre la relación entre el dolor cervical y el uso de pantallas muestran datos contradictorios. Algunos sí plantean dicha relación significativa, mientras que otros afirman que no hay una fuerte evidencia de ello y se trata de personas que adoptan malas posturas al sentarse en todas las facetas de su vida, independientemente de que lo hagan delante de un ordenador o no.

Por suerte, los medios de información y los comités de riesgos laborales de las grandes empresas mantienen, desde hace años, políticas de divulgación sobre cuál debe ser la postura más adecuada delante de una pantalla de ordenador. Gracias a ellas, se ha frenado de manera considerable la proliferación de casos de problemas cervicales que se inició hace unos veinte años con la implantación masiva del ordenador como instrumento de trabajo en las empresas. A ese respecto, no está de más tomar nota de los consejos que se recogen en el capítulo dedicado a los buenos hábitos. No obstante, se ha disparado la presencia de pantallas en todos los ámbitos de nuestra vida. No hay más que observar a nuestro alrededor para ver gente con la cabeza inclinada mirando el móvil por la calle, o una tableta mientras espera en una consulta, etc. Se trata de un fenómeno relativamente reciente y, desde un punto de vista científico, es un poco pronto para conocer el alcance real que tendrá esta nueva forma de conectarnos constantemente con el mundo en cuanto a daños posturales. Con todo, podemos conjeturar desde ahora que la inclinación excesiva de la cabeza sobre una pequeña pantalla durante muchas horas acabará teniendo consecuencias.

La situación se agrava especialmente para quienes además tienen una mala visión y, de modo casi inconsciente, tienden a estirar más el cuello para poder ver bien la pantalla.

LAS PERSONAS DE VIDA SEDENTARIA

La falta de actividad física es un factor habitual de riesgo de problemas cervicales. Ejercitar todos los músculos es importante para que tengan un buen tono, ya que una musculatura fuerte protege las articulaciones de las cervicales o de cualquier otra parte del cuerpo. Por esa razón, hay que ayudar a reforzar los 54 músculos del cuello. No me cansaré de repetirlo, porque un pequeño plan de ejercicios, como los que planteamos en este libro, siempre llevados a cabo de acuerdo con la edad de cada persona y sin forzar la musculatura, puede beneficiar mucho a nuestras cervicales. Las costumbres diarias son significativas. Así, las personas que suben las escaleras de su casa en lugar de coger el ascensor, que caminan rectas por la calle en vez de ir continuamente en coche o que practican semanalmente algún deporte van a reducir el riesgo de padecer dolores. Por otro lado, si vemos la televisión u otro tipo de pantallas, como la tableta o el móvil, desde la cama, es probable que adoptemos una postura incorrecta que aumente el riesgo de cervicalgia.

Por último, la obesidad en sí misma no es un factor de riesgo significativo para las cervicales, aunque elementos que se suelen asociar con ella, como la tensión alta, el colesterol alto o la falta de actividad física, sí lo son.

LOS CONDUCTORES

El factor de riesgo de transportistas, taxistas y, en general, personas que pasan mucho tiempo al volante es doble. Por un lado, existe el peligro de choque con otro vehículo, que es la primera causa de que se produzca un latigazo cervical o *whiplash*, al producirse un fuerte impulso de la cabeza hacia delante, por el impacto. Este tirón es mucho más habitual de lo que se pueda pensar. Incluso a una velocidad moderada, como 50 kilómetros por hora, en ciudad, la inercia del movimiento, en caso de colisión, es suficientemente fuerte como para sufrir el latigazo. El segundo factor de riesgo es la postura de los conductores, que giran con frecuencia la cabeza para ver detrás o a los lados, porque no se fían de que la visión a través de los espejos retrovisores sea suficiente.

LAS PERSONAS NERVIOSAS O CON EL ÁNIMO BAJO

Las cervicales son muy sensibles tanto a situaciones de estrés como a los estados de ánimo. Mirar la vida de frente ayuda a mantenerlas sanas. Si eres una persona muy nerviosa, acumularás tensión en los músculos de esta zona, lo que puede provocar una contractura a nivel cervical. Las personas que saben gestionar bien sus emociones sufren menos dolor. En los centros de asistencia primaria se constata que es causa frecuente de consulta la conocida como cefalea tensional; el estrés de cada día, los conflictos en el trabajo o con la familia, pueden pasar factura en forma de un dolor que limita las actividades de la vida diaria. La forma de manifestarse puede variar, pero lo normal es que los pacientes padezcan dolor durante un período de al menos tres meses y que haya períodos de mejoría y momentos en los que el malestar se haga más agudo a lo largo del año, dependiendo de la situación emocional. Desde un punto de vista laboral constituye uno de los caballos de batalla, ya que es una de las causas más frecuentes de incapacidad laboral transitoria.

El carácter de cada persona también juega un factor fundamental. Las posturas del cuello transmiten estados de ánimo: la flexión suele acompañar a la tristeza, mientras que una cabeza recta refleja seguridad y optimismo. Ver la vida con optimismo ayuda a mantener la postura correcta.

LAS PERSONAS CON INSOMNIO

El insomnio y el dolor de espalda van a menudo de la mano. No es raro que quien sufre dolores cervicales sienta que estos le impiden dormir bien y acabe sufriendo insomnio. Si el dolor se alivia, seguramente dormiremos mejor. Pero también causa y efecto pueden intercambiar los papeles: las personas con insomnio pueden tener dolores cervicales más a menudo. Por eso, expertos en dolor de espalda de la Fundación Kovacs se hicieron la siguiente pregunta: ¿centrarnos en el problema del insomnio nos ayudará a calmar el dolor? Entonces, estudiaron a pacientes con todo tipo de dolencias de espalda, y la respuesta fue positiva en el caso de los dolores cervicales.

Por ello sugieren que mejorar la calidad del sueño podría ser una buena estrategia para aliviar el dolor en la zona del cuello, independientemente de otros tratamientos. Esto se explicaría por el efecto que la falta de sueño podría tener sobre la percepción del dolor o sobre los grupos musculares que afectan a esta zona, que serían más vulnerables a las contracturas. No se trata de hacer reposo, sino de asegurarse un buen descanso nocturno. Un sueño reparador aumenta la regeneración de los tejidos, favorece la relajación muscular y una actitud positiva, condiciones favorables que ayudan frente al dolor.

Estas son algunas medidas que ayudan a combatir el insomnio y a mejorar la calidad del sueño:

- **Evita practicar ejercicio antes de irte a dormir.** Haz ejercicio por la mañana o por la tarde, pero no por la noche. El ejercicio mejora a medio plazo la calidad del sueño y la capacidad de descanso, ya que tiene un efecto ansiolítico y antidepresivo. Asegúrate de elegir un ejercicio sin impacto, respetuoso con tus cervicales, como los que te propongo en el capítulo 10.

- **Toma una cena ligera y hazlo temprano.** Si te vas a dormir con el estómago lleno, te será difícil alcanzar un sueño profundo. Además, lo que cenes también afectará a tu descanso. No se trata solo de evitar los excitantes y las comidas muy pesadas. Las frutas cocidas, por ejemplo, tienen mayores efectos relajantes y son más fáciles de digerir que las crudas. Compotas, peras, membrillos y plátanos cocidos o al horno son beneficiosos para las personas nerviosas y resultan idóneos para tomarlas por la tarde o por la noche.

- **Date un baño.** El agua tibia te ayudará a relajarte y a descargar tensiones. Añade un poquito de sal o unas gotas de aceite esencial de lavanda para potenciar su efecto relajante.

- **Lee o medita.** Estamos rodeados de estímulos que activan nuestra mente. A última hora del día, evita actividades que te exijan un gran esfuerzo mental o que puedan alimentar tus preocupaciones. Tampoco veas la televisión ni uses otros dispositivos electrónicos.

8

CÓMO PUEDE ALTERAR TU DÍA A DÍA EL DOLOR CERVICAL

Para bien o para mal, todos hemos sentido dolor en algún momento de nuestra vida. Este es el instrumento que tiene el cuerpo para avisarnos de que algo no funciona o de que estamos sufriendo una agresión. El dolor, a través de los receptores que tenemos por todo el cuerpo, informa al cerebro, por ejemplo, de que algo está muy caliente y nos está quemando la piel; nos habla de que lo que hemos comido nos ha sentado mal en el estómago; nos informa de los problemas que tienen nuestros músculos, cuando están sobrecargados, o de que hemos sufrido una lesión al estirar en la dirección equivocada una articulación.

Mucho se ha escrito sobre el dolor. Para unos especialistas, su función acaba una vez nos ha avisado de alguna anomalía y seguir sufriéndolo no tiene sentido. Por eso, el objetivo es frenarlo cuanto antes para no padecerlo más. Otros profesionales de la salud, sin embargo, no ven mal que dejemos actuar al dolor siempre que no nos resulte paralizante y empobrezca en exceso nuestra calidad de vida. Es algo similar a las creencias que existen sobre la fiebre, otro mecanismo con el que el cuerpo nos informa de que no está bien. Bajarla hasta anularla puede dar señales erróneas al cerebro de que se ha recuperado, cuando no es así.

El dolor cervical, que, como ya hemos visto, puede tener varios motivos —sobre los que volveremos más adelante—, también puede ser el primer síntoma de toda una serie de problemas insospechados que alteren tu día a día y que no relacionarías en principio con las cervicales.

EL DOLOR PONE LA PIEL DE GALLINA

Desde el cerebro y a través del cuello pasa la principal red nerviosa de nuestro cuerpo. Uno de los nervios que puede verse afectado por problemas cervicales es el nervio vago. Este nervio es el más importante del sistema parasimpático y, a su vez, es una pieza clave de toda la red nerviosa que controla los actos involuntarios de nuestro organismo: el sistema nervioso vegetativo.

Para explicarlo someramente, diremos que el sistema vegetativo es una red nerviosa autónoma que se encarga de conectarnos con las vísceras del cuerpo. La forma un binomio de sistemas nerviosos que enlazan el cerebro con partes del cuerpo a las que no prestamos atención de manera consciente. Son los sistemas que estimulan o reducen el impulso cardíaco, activan la actividad digestiva o la función de la vesícula biliar, relajan o contraen el intestino cuando estamos haciendo la digestión, dilatan la pupila si hay poca luz y realizan un sinfín de acciones por orden de nuestro cerebro. Todo este sistema nervioso autónomo está formado por el sistema simpático y el parasimpático. Son como el ying y el yang; es decir, uno estimula y el otro calma. El estimulante es el simpático y el relajante el parasimpático.

Seguir las líneas nerviosas por las que pasa la información del sistema parasimpático no es fácil. Sin embargo, sí está claro en su parte inicial. Esta sale del hipotálamo, que es una parte del cerebro pequeña, situada en el centro y por abajo, de una importancia fundamental. El conducto que conecta con el hipotálamo es el nervio vago, que, como hemos explicado, baja por el cuello. No debemos confundirlo con los nervios que forman la médula espinal. Esa es otra red nerviosa distinta que va a través del conducto de las vértebras, bien protegida por ellas, y que entre otras muchas funciones controla los movimientos de los brazos y las piernas.

El nervio vago se estimula de muchas maneras. De forma natural, por ejemplo, mediante un olor, que atraviesa las vías del sistema vegetativo y te puede despertar recuerdos. Si el olor es desagradable, te puede producir náuseas. También se puede estimular el nervio vago con música, que puede ponerte la piel de gallina. No hay nada en nuestro cuerpo que le haga reaccionar, lo hace a través de estímulos externos. De la misma manera, el sistema vegetativo también reacciona cuando sí hay un daño concreto (una contractura, apendicitis, una lesión, etc.). Las reacciones del sistema vegetativo, que son paralelas al dolor, se llaman reacciones vagales y pueden ser, entre otras, sudoración fría, náuseas, mareos y piel de gallina.

EL DOLOR ES UN INDICATIVO DE LA INTENSIDAD DE LA LESIÓN

Si tengo un esguince, la pregunta que suele hacerme el médico es si me he mareado o he tenido alguna otra de estas reacciones que hemos mencionado en el apartado anterior. Una respuesta negativa supone una buena señal porque significa que la lesión no es muy grave. En cambio, si he tenido alguno de estos signos vegetativos, eso puede indicar que la lesión es más seria. Lo que me gustaría dejar claro es que estos signos no son una consecuencia directa de la lesión, sino una reacción por vía refleja del dolor. Es fácil recordar momentos en los que podemos haber experimentado este tipo de reacciones. Una gastroenteritis te provoca un retortijón que viene acompañado de una sudoración fría. Esa sudoración la provoca el dolor: ¿nos comprime algo? No.

Por tanto, experimentaremos algunos síntomas no directamente ligados a la lesión cervical, sino al dolor que provoca, que nos van a servir como indicador sobre su gravedad. De este modo, si me doy un golpe en el coche, que me produce un latigazo y, además de sentir dolor, tengo náuseas o sudor, es posible que haya sufrido un esguince. En cambio, si me dan un golpe y no tengo ningún síntoma vegetativo, puede que haya alguna contractura, pero no será muy importante.

SE ACELERA EL CORAZÓN Y SUDAS EN EXCESO

El nervio vago también es el responsable de la frecuencia cardíaca. Envía señales al corazón para disminuir el ritmo de los latidos, cuando por una situación previa de tensión estos se han disparado. Por eso, si no realiza bien su función, se pueden sufrir taquicardias.

Otro problema asociado normalmente al de las taquicardias es la de la excesiva sudoración. No es que los problemas cardiovasculares o de ritmo cardíaco estén relacionados con la sudoración, lo que pasa es que cuando sentimos que el corazón va descompasado sin un motivo claro podemos entrar en un lógico estado de ansiedad, inquietud y nerviosismo, y eso sí que tiene como consecuencia más sudoración. Es decir, el sudor es la respuesta a la ansiedad que provoca la taquicardia.

A veces es difícil frenar uno mismo los estados de ansiedad por mucho que se nos explique que su origen está en esos músculos afectados del cuello. Si uno no se ve capaz de relajarse y de entender la taquicardia como un proceso natural, conviene acudir a un psicólogo o a un psiquiatra que puede encontrar los mecanismos adecuados para que lo entendamos. Hay terapias muy sencillas de relajación y que también nos servirán para distender los músculos del cuello y, por tanto, resolver el origen del problema de la taquicardia y la ansiedad.

PUEDE COSTARTE MÁS RESPIRAR

Junto a la médula espinal también pasan los nervios que comunican el cerebro con el diafragma, el músculo pectoral que nos ayuda a ensanchar o a comprimir los pulmones. Esa línea de comunicación la forman los nervios frénicos. Cuando aparece una reacción vagal (del sistema nervioso vegetativo) y no les deja enviar correctamente las señales a las fibras que llegan hasta el diafragma pueden dificultar los movimientos respiratorios.

Existe la posibilidad contraria. Los dolores cervicales pueden tener su origen en una contractura del diafragma. En este caso las cervicales no son las causantes, sino las «víctimas» indirectas del dolor del pecho, que se produce por una reacción en cadena. El diafragma, al igual que otros músculos de la zona, como el pectoral, nos ayuda a ensanchar o a comprimir los pulmones. Si tengo una contractura en el diafragma, me costará respirar y encogeré toda la parte superior del cuerpo: dejo el diafragma arriba e intento moverlo lo menos posible. Subo asimismo las costillas y el músculo escaleno —el que tenemos en los laterales del cuello— se queda también muy arriba. Si se queda corto o si lo tengo encogido mucho tiempo, me dolerán las cervicales. En estos casos sería aconsejable que un osteópata nos practicara estiramientos del diafragma o seguir métodos de relajación como yoga y *mindfulness*, que nos ayuden a respirar de un modo más sosegado y acompasado. Así, el diafragma se irá moviendo y estirándose para recuperarse.

PUEDE PROVOCAR DOLOR DE CABEZA
O FATIGA VISUAL

Hasta ahora hemos visto algunas de las dificultades que puede tener el cuerpo si no le llegan correctamente las señales del cerebro. Sin embargo, los efectos de los problemas cervicales también pueden ir en dirección contraria y afectar a la cabeza. Eso ocurre, por ejemplo, cuando no llega bien el riego sanguíneo al cerebro. Por el cuello pasan las arterias vertebrales, que salen de la arteria carótida, vienen directamente del corazón y se meten por las cervicales. Las arterias vertebrales llevan la sangre recién oxigenada a la cabeza, además de aportar muchos otros nutrientes.

Si los músculos del cuello contraen algo estas arterias, la irrigación no es óptima y pueden aparecer dificultades. Así, puede haber una relación directa entre tener el cuello agarrotado y el dolor de cabeza, un trastorno muy habitual que puede ser repentino y sin una causa clara.

También puede aparecer fatiga visual. No hay que olvidar que nuestros ojos son la única extensión exterior de nuestro cerebro. Ojos y cerebro están conectados por el nervio óptico, que sale del globo ocular y manda la señal al cerebro para que procese e interprete las imágenes que ha detectado en la retina. Si no hay un buen riego sanguíneo es probable que el ojo también se resienta y aparezca el cansancio.

PUEDE PRODUCIR MAREOS Y VÉRTIGOS

Cuando hay problemas de vértebras, como artrosis y calcificaciones, si levanto la cabeza para mirar hacia el techo puedo comprimir una arteria vertebral, con lo que la sangre no me llega bien a la cabeza. Por eso las personas mayores, que generalmente son quienes tienen más problemas de desgaste y calcificaciones, a veces se marean al mirar hacia arriba. La razón última de estos mareos es que las células de nuestro cerebro, las neuronas, son las más sensibles a la falta de oxígeno, que les llega a través de la sangre. A los pocos segundos de dejar de recibirlo (apenas ocho o diez segundos) dejan de funcionar y, al detenerse, aparece el mareo. Si se siguiera en la posición que constriñe la arteria vertebral, incluso podría sufrirse un desmayo.

Otro punto clave de nuestra cabeza es la zona de los oídos, donde se ubica nuestro sistema de equilibrio. Se trata de unos conductos semicirculares, unas estructuras que informan al cerebro de la posición en la que está la cabeza y de la rapidez con que la movemos. El sistema de equilibrio nos dice en qué posición estamos —de pie o estirados, quietos o en movimiento—. Por eso una infección de oídos puede tener como consecuencia indeseada la molesta sensación de que la habitación da vueltas. Y, sin necesidad de una infección, el delicado sistema de estos conductos puede verse afectado por un mal riego y la falta de nutrientes en nuestra cabeza. El resultado es vértigo, sensación de inestabilidad y mareo. Una vez más, si estos síntomas coinciden con un problema cervical, puede haber una relación causa-efecto.

¿CÓMO PUEDES MEJORAR EL RIEGO SANGUÍNEO QUE LLEGA AL CEREBRO?

Si conocemos la existencia de problemas óseos cervicales y sabemos que pueden tener una repercusión circulatoria en el cerebro, es importante vigilar los movimientos de la cabeza: no inclinarla hacia atrás, girarla sin realizar movimientos bruscos y seguir un tratamiento a base de ejercicios específicos que trabajen los músculos del cuello y de la cabeza sin moverlos. Puedes encontrar estos ejercicios, llamados isométricos, en el capítulo 18.

9

LAS CLAVES DE UN BUEN DIAGNÓSTICO

Para el diagnóstico del dolor cervical es preciso realizar una historia clínica completa de los síntomas. Ya hemos visto que no todos los dolores cervicales tienen su origen en el cuello ni que todos los problemas del cuello se reflejan solo en las cervicales. Este es el punto donde el estudio de la medicina cobra todo su sentido. Será el doctor quien, con sus conocimientos y práctica, mediante el protocolo habitual podrá orientar en un sentido u otro la exploración y acertar en el diagnóstico. El médico seguirá estos pasos: entrevista, exploración clínica y realización de las pruebas diagnósticas, si es necesario. Estas pruebas complementarias —una radiografía, una resonancia magnética un TAC o un electromiograma—, como su nombre indica, se prescribirán cuando existan dudas sobre la causa concreta del problema y nunca como exploración básica.

LA ANAMNESIS, EL FACTOR HUMANO

La anamnesis (o simplemente interrogatorio, como se llamaba antes) consiste en realizar al paciente aquellas preguntas que más interesan al médico. En este punto entran en juego tanto la psicología del médico como su experiencia y sus conocimientos. Por supuesto, va a hacer toda una serie de preguntas lógicas, como dónde duele, desde cuándo y de qué manera (si de forma repentina o progresiva), cómo mejora y cómo empeora el dolor y si está localizado o se irradia (se extiende) a otras partes del cuerpo.

Según las respuestas, se puede ampliar el cuestionario de acuerdo con el contexto del paciente: el tipo de trabajo, si practica deporte, si ha requerido bajas laborales con anterioridad, sus antecedentes familiares por enfermedades inflamatorias o si descansa bien por la noche.

Otro bloque de preguntas puede estar relacionado con otras partes del cuerpo y cuestionará al paciente sobre si tiene alteraciones en la piel, problemas gastrointestinales o si sufre sudores fríos. En este punto el médico podrá obtener pistas más sutiles, gracias al trato directo con el paciente, y algo de tiempo. Son detalles que pueden revelar un inesperado origen de la dolencia. Por ejemplo, si se trata de una persona muy nerviosa, esta condición puede haber influido en el problema cervical, o si es un paciente muy aprensivo y que exagera el dolor o nota dolores que acaban siendo psicosomáticos. En estos casos se puede preguntar abiertamente al paciente si ha tenido problemas psicológicos.

Desgraciadamente, esta primera parte tan humana, que contaba con auténticos maestros del diagnóstico a partir del interrogatorio, se ha ido olvidando. En nuestra sociedad actual, por motivos de tiempo y practicidad, se tiende a ir directamente a las pruebas que podrán sacar de dudas al médico y al paciente sin necesidad de hacer suposiciones. Con ello, se ha perdido un poco de la humanidad que tenía la ciencia médica y que, en muchos casos, es igualmente importante para el bienestar del paciente.

LA EXPLORACIÓN FÍSICA

La exploración clínica incluye una valoración de la postura, de la movilidad cervical y de las zonas donde duele, así como una evaluación de la función de los nervios y de los músculos de brazos y piernas.

El médico buscará las simetrías en la posición de la cabeza. Por ejemplo, comprobará si estás en equilibrio o te inclinas más hacia un lado que al otro. Cuando notamos dolor o molestias tendemos a ponernos en una postura antálgica; es decir, nos quedamos en una postura (poco natural) con la que sentimos menos dolor que si estuviéramos relajados en posición normal. Puede ser muy obvio. Te presentas ante el médico con el hombro subido para evitar el dolor. Sin embargo, en otras ocasiones puede que ni seas consciente de que estás haciendo una mala postura. Es más sutil. Si hay un lado del cuello en el que los músculos están afectados, se acortan. Lógicamente, la cabeza no estará igual. Por ejemplo, en las exploraciones muchas veces mido la distancia entre la oreja y el hombro de cada lado del cuerpo para notar diferencias. Cuando el paciente adopta una posición antálgica, eso quiere decir que ya hay una gran contractura muscular.

A continuación, la exploración consistirá en palpar la musculatura del paciente y la textura de los tejidos, localizar las zonas doloridas y comprobar la presencia de contracturas o la sensibilidad de la piel. ¿Qué puede decirnos esta última? Pues que hay alguna rama nerviosa afectada, ya sea por una gran contractura muscular o por una hernia discal. Así, cuando le toco la piel a un paciente, este puede notar dolor o una sensación desagradable —disestesia— o una sensación de hormigueo —parestesia—. Los hormigueos pueden estar localizados en diferentes puntos de los brazos y de las manos.

Esta sensibilidad alterada nos informará de qué nervio de las cervicales es el punto de origen del problema.

¿Por qué analizamos también la parte motora si, en principio, puedes mover bien brazos y piernas? Lo hacemos para descartar una afectación en las extremidades, que no siempre es tan evidente. Los síntomas de paralización, aunque esta sea sutil, pueden ser graves. Una parálisis nunca se produce por una contractura muscular. Habitualmente la ocasiona una hernia discal, pero incluso podría ser causada por un tumor. Sus efectos a veces no son tan evidentes, como cuando no puedes mover la pierna o los dedos. Si falla la parte motora, falta fuerza. Por eso, la prueba de la tarjeta de visita sirve para comprobar de forma sencilla si están afectados los brazos por una hernia. El examen consiste en pedir al paciente que sujete un papel, una carta o una tarjeta entre los dedos. Para aguantar el papel, el paciente tiene que hacer fuerza con la mano. Si se le cae es porque tiene atrofiados los músculos que hay entre los dedos. Otras veces podemos notar a simple vista una afectación si, por ejemplo, se observa que un músculo del hombro o del brazo está más delgado por falta de ejercicio.

En resumen, toda afectación motora será causada por una lesión importante, mientras que el dolor se produce por sensibilidad, lo que influye de forma significativa en la calidad de vida, pero no es tan grave: la tortícolis es dolorosa, pero en siete u ocho días se te ha ido. En cambio, si se confirma el primer diagnóstico, se tendrá que realizar una intervención, seguramente quirúrgica, con carácter de urgencia. Por su parte, en todo lo que se refiere a sensibilidad hoy hay muchos métodos y técnicas para quitar el dolor. Una vez se pasa el dolor, los ejercicios pueden mantener la musculatura y se puede volver a hacer vida normal.

LA RADIOGRAFÍA REVELA TUS VÉRTEBRAS

Con la radiología —tecnología conocida popularmente como radiografías— se pueden observar las vértebras cervicales y las articulaciones, realizar un diagnóstico, que a menudo permite determinar la causa de dolor cervical, y prescribir un tratamiento adecuado. Esta tecnología funciona mediante una máquina que envía rayos ionizantes, más conocidos como rayos X, por el cuerpo, y que luego impactan en una plancha, la radiografía. De esta manera, se obtiene una imagen del interior del cuerpo.

En las radiografías se puede valorar la presencia de fracturas en las vértebras, de su desplazamiento, de curvatura en la columna o de la aparición de calcificaciones extras en los huesos —osteofitos—, que son los causantes de la comprensión de las arterias vertebrales y que pueden dar lugar a una disminución del riego sanguíneo en la cabeza, que provocan mareos y vértigos. Aunque estos trastornos no son los únicos que se pueden detectar. En el peor de los casos, también podrían descubrir tumores en la zona o, simplemente, una espondilosis cervical, es decir, artrosis entre las vértebras.

Las radiografías han sido durante todo el siglo xx una de las pruebas más frecuentes y útiles para estudiar los huesos. El descubrimiento de las radiaciones ionizantes (los rayos X) en octubre de 1895, por Wilhelm Conrad Röntgen, marcó un hito en la historia de la medicina. Röntgen los descubrió por casualidad al observar cómo se proyectaban los huesos de su mano mientras realizaba un experimento en el que la electricidad pasaba a través de tubos especiales. En muy pocos años, esta tecnología ya se utilizaba en medicina para ver los huesos o los pulmones. El problema de esta prueba es que no permite ver bien las zonas blandas, es decir, la mayoría de los órganos. Además, se ha comprobado que las radiaciones que emite este aparato son cancerígenas y que se acumulan a lo largo de la vida. Cuantas más te hagan, más posibilidades tienes de que alguna de estas radiaciones afecte a una célula, de manera que se malignice y dé origen a un cáncer. No es un riesgo muy grande, pero tampoco despreciable. Por eso se han dejado de solicitar radiografías con la frecuencia de unas décadas atrás, cuando prácticamente se solicitaban como un trámite más en cualquier revisión. Hoy se piden cuando es realmente necesario y no hay otra prueba sustitutoria que pueda ser igualmente efectiva. Para ver los huesos, sigue siendo nuestra principal opción.

EL ESCÁNER, LA VISIÓN PERIFÉRICA

La tomografía axial computarizada, más conocida como TAC, TC o escáner, es otra de las pruebas que permiten ver el interior del cuerpo. Es una prueba similar a la radiografía, de la que se diferencia por el hecho de que en aquella solo se produce un golpe de radiación, mientras que en el TAC se busca una mejor visión y se obtiene toda una secuencia de imágenes. A veces, pueden ser centenares.

La tecnología médica aplicada a los TAC ha avanzado hasta ofrecer unas imágenes de volumen impensables hace quince años. Se usa para obtener un mejor diagnóstico de fracturas en las cervicales y en la detección del cáncer, además de servir para localizar coágulos de sangre dentro de los órganos, hemorragias internas y otras afecciones. Frente a los datos que se obtienen con una sola radiografía, el TAC proporciona mucha más información y, gracias a él, se puede ver mejor el cuerpo e incluso detectar problemas (algunos tipos de cáncer) que una sola radiografía no detecta. Con las imágenes obtenidas, también se puede crear una impresión en tres dimensiones del hueso, por ejemplo, en caso de operación. El cirujano tendrá así una reproducción exacta y podrá preparar con antelación la intervención.

El problema vuelve a estar en las radiaciones, ya que se trata de decenas de pequeñas radiografías que pueden irradiar en exceso al paciente, aunque hoy en día se ajusta la dosis mediante las técnicas digitales. La diferencia, sin embargo, no deja de ser grande y debe tenerse en cuenta: un TAC puede suponer hasta 400 veces más radiaciones que una radiografía. Pero también depende de la parte del cuerpo. Los diferentes tejidos y órganos tienen una tolerancia distinta a los rayos X. Por ejemplo, la radiación aplicada en la cabeza es cinco veces inferior a la que se proyecta sobre el estómago. Con todo, la cantidad siempre es grande. Por hacer una comparación, de manera natural, por vivir en la Tierra, recibimos las radiaciones del sol. Un TAC craneal equivale a recibir de una vez toda la radiación que recibiríamos de manera natural durante un año. De todas formas, no vayamos a crear un miedo infundado, ya que el riesgo en una exposición es extremadamente bajo.

Sí, se ha de tener especial cuidado al decidir hacer un TAC a los niños, puesto que pueden verse obligados a hacerse otras radiografías a lo largo de su vida. Uno de los debates actuales entre la comunidad médica es precisamente sobre el hecho de que se realizan escáneres en exceso, y se calcula que un 30 % de las pruebas no son justificadas. El debate cobra especial importancia si se tiene en cuenta que hay otras pruebas que sirven para ver el interior del cuerpo, como la resonancia magnética, que es inocua. De hecho, tanto el TAC como la resonancia se pueden utilizar indistintamente en ciertos casos. Y, a medida que mejoren las imágenes que se obtienen con la resonancia, cada vez dejaremos más de lado el TAC. Cada especialista sabe cómo conseguir un mejor diagnóstico y el paciente debe confiar en que la prueba sea la más adecuada. También hay que tener en cuenta el factor tiempo. La resonancia puede tardar casi una hora, y el TAC se hace en apenas unos segundos. La preparación del paciente es mínima: el técnico se limita a comprobar que no lleve objetos de metal que puedan alterar la imagen. Mientras se realiza la prueba, el paciente se va girando, por indicación del médico, para que el escáner capte todo el contorno del órgano, en nuestro caso, el cuello.

LA RESONANCIA MAGNÉTICA DETECTA LAS HERNIAS

No es posible observar la existencia de protrusiones o hernias discales con las radiografías, por lo que, para ello, los médicos debemos solicitar una resonancia magnética. Esta prueba, cuyo nombre oficial es resonancia nuclear magnética, es otra de las llamadas pruebas de radiodiagnóstico, que se basa en ultrasonidos —no en radiaciones— y es totalmente inocua.

La resonancia magnética se inventó durante la Segunda Guerra Mundial. Fue un sistema ideado para localizar a los submarinos, el conocido radar acuático. Las ondas ultrasónicas rebotaban en la embarcación y la delataban. La resonancia médica utiliza un gran imán y ondas de radio que atraviesan nuestro cuerpo y rebotan en los órganos. Obtienen imágenes muy precisas del interior de nuestro cuerpo. El imán hace que nuestras moléculas vibren y puedan ser fotografiadas. Es especialmente útil para explorar el cerebro y la médula espinal. Pero también se usa para diagnosticar fracturas de huesos. Una radiografía muestra el calcio del hueso y si hay rotura, pero la resonancia ofrece una mejor visión del interior del hueso, de los nervios y de los ligamentos.

El problema que plantea, como mencionaba antes, es su duración: puedes estar, de media, entre treinta y cuarenta minutos dentro de la máquina sin moverte, por lo que acabas cansado. Otro factor en su contra es su coste, tanto de tiempo como del personal que debe estar pendiente del aparato. En urgencias, por ejemplo, es poco práctico, por lo que a veces se tiene que recurrir a los sistemas con rayos X. Finalmente, no hay que negar que el aparato impone; se trata un tubo que puede provocar cierta claustrofobia. Además, el ruido que provoca la máquina con un continuo golpeteo no es tranquilizador.

Para solucionar estos inconvenientes, algunas clínicas ofrecen gafas especiales con imágenes para distraer al paciente y cascos para que escuche música. Hay modelos de aparatos que tienen espejos que dan una mayor sensación de amplitud y, para las personas con claustrofobia, hay aparatos de resonancia abiertos, aunque no ofrecen una calidad de imagen tan buena.

Cuanto más actualizado está el equipo, mejores imágenes se obtienen y, por tanto, el resultado final es más fiable. Como una cámara de fotos, cuanto más perfeccionada, mejor calidad de imagen. Los últimos modelos son de tres teslas —el sistema para medir la calidad—. En los hospitales puede haber modelos más o menos modernos. Según la necesidad de precisión de imagen que requiera, el médico solicitará uno u otro. Desgraciadamente, el factor económico también influye y no siempre hay opción, ya que son aparatos muy caros y no todos los centros pueden disponer de ellos.

¿CÓMO TE PREPARAS?

Para realizar la resonancia, el paciente no puede llevar ningún elemento de hierro que pueda interferir en el mecanismo de la prueba y calentarse. Por eso te quitan los pendientes, las cadenas, los *piercings*, etc. Como exige estar muy quieto, es necesario sedar a los niños y también a las personas claustrofóbicas.

Por ejemplo, cuando se quiere comprobar si hay sangre en el interior de una lesión, porque se trata de una inflamación, y distinguir así una mancha que podría ser una cicatriz antigua, hay que aplicar una sustancia que permita ver la sangre. Ese líquido se conoce comúnmente como contraste. Su uso entraña el único riesgo de esta prueba. Este líquido a veces provoca una molesta sensación de calor o de malestar. En casos puntuales, también puede causar reacciones alérgicas. Por eso es importante que, cuando se utiliza contraste, además del técnico que maneja la máquina de resonancia, esté presente un médico que controle al paciente.

La resonancia, además de ser útil en las cervicales, es especialmente provechosa en problemas en la rodilla, si se quiere saber si las lesiones, por ejemplo, están en los tendones, en el menisco o en otra parte, y si son recientes o responden al desgaste.

EL ELECTROMIOGRAMA, PARA VER LOS NERVIOS

El electromiograma es el estudio de la conducción nerviosa mediante varias agujas muy finas, que captan la actividad eléctrica de las células nerviosas de un músculo y la transmiten a una pantalla. La prueba se llama electromiografía y no se realiza hasta al menos tres semanas después de la lesión, cuando ya se puede apreciar el deterioro de los nervios. Este estudio valora la función de los nervios y de los músculos, si hay algún tipo de compresión, como la que produce una hernia discal, o alguna enfermedad de los propios nervios, como la que causa la esclerosis múltiple.

El médico puede solicitar una electromiografía si tienes signos o síntomas que puedan indicar un trastorno nervioso o muscular, entre los que se incluyen los siguientes:

- hormigueo
- entumecimiento
- debilidad muscular
- dolor o calambre muscular
- dolores en las extremidades

El especialista que se encarga de la electromiografía es el neurólogo, el médico especializado en el sistema nervioso. Para realizar la prueba, introduce varios electrodos en forma de aguja, si necesita profundizar, o fija directamente los electrodos sobre la piel, según el área donde se presenten los síntomas. En el caso de ponerse agujas, estas pueden provocar una pequeña molestia al pinchar en la piel, que desaparece poco después de acabada la prueba. El médico suele pedir al paciente que contraiga ligeramente el músculo para comprobar si hay actividad eléctrica no solo en reposo, sino también cuando lo ejercita. No es una prueba peligrosa, aunque puede resultar molesta y es posible que te queden unos moratones leves donde te han pinchado, que no desaparecen hasta al cabo de unos días.

10

DEPORTES PARA EL CUIDADO CERVICAL

No te puedes imaginar la cantidad de veces que forzamos las cervicales en nuestra vida diaria. Movimientos que nos parecen completamente naturales por repetitivos pueden causar una pequeña tortura en nuestras articulaciones del cuello, que provocarán dolor. Cuidar nuestras cervicales no quiere decir que tengamos que estar siempre pensando en ellas; significa que conocer cómo se hacen adecuadamente los movimientos y acostumbrarse a hacerlos de una determinada manera reducirá de forma notable las opciones de lesionarse. Y también quiere decir que siguiendo unas adecuadas normas de alimentación y de estilo de vida las protegeremos. Estas reglas, como verás, no son sino las mismas que van a permitirte tener una buena salud global. No olvidemos que cuidar los huesos, los músculos y las articulaciones del cuello es cuidar todos los huesos y articulaciones del cuerpo, y que lo que te va a ir bien para una parte puede irte bien para el todo. Y ya que hablamos de nuestro esqueleto y de nuestras articulaciones, empecemos por uno de los factores que más van a contribuir a protegerlos, el tono muscular y la importancia de hacer ejercicio.

CUIDA EL TONO MUSCULAR

Es importante que nuestros músculos, que son los cuidadores de nuestras articulaciones, tengan un buen tono; es decir, un grado de dureza mínimo para que podamos movernos adecuadamente. Cuando no tenemos un buen tono muscular, nuestras articulaciones quedan desprotegidas. Son entonces susceptibles de provocar dolores cervicales.

El tono muscular es el estado de semicontracción involuntaria de la musculatura —es decir, no está contraída del todo—. Si hago fuerza con el músculo, se produce una contracción, pero no se ve el tono. El tono se observa cuando estás relajado, no cuando presumes de músculos o haces un esfuerzo. Si en una postura normal tus músculos están duros, es que tienen un tono alto. Por el contrario, si están blandos, es que tu tono muscular es bajo. Por tanto, para mantenerse saludable hay que tener un adecuado tono muscular, lo que significa que el músculo trabajará bien, y eso es bueno para las articulaciones. No vas a tener un buen tono muscular si no lo trabajas, y no estoy hablando de machacarse en un gimnasio. Basta con hacer el ejercicio razonable para cada edad. Si no lo haces, el músculo se queda hipotónico, y si lo trabajas en exceso, como un vigoréxico —una persona obsesionada por la musculatura—, se queda hipertónico. Tan mala es una cosa como la otra.

Las personas que no hacen ningún ejercicio están poniendo en riesgo su cuerpo. No me refiero solamente a los problemas cervicales: para todos los músculos, empezando por el más importante, el del corazón, es fundamental que nos movamos. Sin embargo, algunas costumbres deportivas tampoco son nada buenas. Hay personas de mediana edad e incluso jóvenes que se ejercitan excesivamente. Realizan ejercicios con pesas y máquinas que fuerzan demasiado la musculatura. O bien lo hacen con una frecuencia inadecuada: realizan mucho trabajo un día a la semana y ninguno el resto. Esa rutina es totalmente errónea. Hay que trabajar menos en cada sesión de entrenamiento y hacerlo tres o cuatro veces a la semana, porque si sobrecargamos la musculatura perjudicamos nuestras articulaciones.

La capacidad del tono va a depender también de nuestros genes. Hay un tono congénito, que se hereda. Así, existen personas que por mucho ejercicio que hacen nunca acaban de estar muy musculadas. Por tanto, no vamos a trazar una línea homogénea de cuál es el justo término medio de tono que se ha de tener. Cada uno tendrá su tono adecuado. Igual que hay personas más sensibles o elásticas. Eso va a depender de la genética. Pero se puede mejorar un poco o empeorar. Una persona mayor no va a tener más tono, aunque si mantiene el tono que ya tenía con algunos ejercicios adecuados se encontrará mucho mejor. Igualmente, una persona de cincuenta años que en el gimnasio mira lo que hacen los chicos de veinte y los imita, luego tendrá dolor de espalda.

Para mantener el tono muscular medio es suficiente caminar rápido entre treinta y cuarenta minutos tres o cuatro días a la semana. Los médicos siempre aconsejamos, como poco, cuatro veces, porque sabemos que los pacientes finalmente lo harán dos o tres, que es el mínimo deseable para no ser una persona excesivamente sedentaria. Cuando hablamos de caminar rápido no se trata de ir dando un paseo tranquilo y pararse en los escaparates o entrar en las tiendas, sino de pasear con el objetivo de mantenerse en forma. Por tanto, se ha de ir a buen paso, para que al final del recorrido sintamos que estamos, al menos, ligeramente cansados, incluso algo sudados.

EL DEPORTE MÁS ADECUADO

Si estás pensando en hacer ejercicio y no tienes un problema concreto de cervicales, las opciones son múltiples. Unos deportes, por supuesto, son más adecuados que otros para evitar riesgos cervicales, luego los veremos. Simplemente espero que quede claro que la opción de moverse siempre es preferible a la de quedarse sentado, por lo que lo principal es que disfrutes con ese deporte, sea cual sea, y que no lo hagas por obligación. La obligación es la primera excusa por la que lo dejaremos a los cuatro días. Así que, siempre que no tengas un problema cervical, todo vale.

La norma de oro es que aprendamos bien la técnica de ese deporte concreto. Pongámonos en manos de un profesional que nos de las instrucciones precisas de cómo hacer los movimientos. Muchas veces la lesión no está causada tanto por el deporte en sí, sino por haberlo practicado mal. Un saque de tenis mal realizado puede provocar muchos problemas de espalda. Tengo que ser consciente de los riesgos y aprender a jugar bien sin hacerme daño.

Recuerdo la anécdota de una persona que me preguntó si podía caminar por la montaña. Luego resultó que subía en taxi, tranquilamente, no iba preparado y no llevaba el calzado adecuado —he conocido gente que quiere ir en alpargatas en verano—. Si te gusta caminar por la montaña, primero has de subirla y luego bajarla. Por el contrario, si solo bajas desde la montaña, al día siguiente tu cuerpo se quejará, y con razón, porque habrás hecho siempre un movimiento de frenada y sin calentamiento, con lo que tus músculos se resienten. Y, por descontado, has de proteger el pie con un doble calcetín y un calzado adecuado para el terreno por el que caminas.

LA NATACIÓN, UNO DE LOS MÁS COMPLETOS

Si voy a hacer natación, también tengo que aprender a nadar correctamente: cómo colocar los brazos y cómo mantener el ritmo de la respiración. En primer lugar, es muy conveniente que nos asesoren. Otro factor importante será definir qué estilo es el que más te conviene, dependiendo de tu estado de salud. Muchos médicos recomiendan, en general, hacer natación porque va muy bien para las cervicales. Así que tú te pones alegremente a practicar braza, levantando y forzando la nuca, y el resultado que consigues es encontrarte peor. Por eso, cuando atiendo a pacientes con problemas cervicales les recomiendo nadar a estilo espalda, de manera que la cabeza, el cuello y toda la espalda flotarán sobre el agua sin forzar la posición. Además, les conmino a que busquen un instructor que les enseñe a nadar bien de espalda. Que quede claro: no todos los estilos de natación valen cuando hay un problema cervical. Otra cuestión es que sea uno de los deportes más completos y menos dañinos para nuestras articulaciones en general. Si te encuentras bien, puedes ir cambiando de estilo. Es más, conviene variar un rato haciendo braza; otro, crol; otro, espalda. El estilo mariposa es muy exigente y queda para los más entrenados.

LA MARCHA NÓRDICA: CAMINA Y PROTEGE

Caminar a buen ritmo es la otra gran opción. Como he explicado antes, no consiste en dar un paseo mirando escaparates, sino en caminar deprisa, para que sudes un poco y que al final notes cansancio. En este sentido, sin duda alguna, la mejor opción es la marcha nórdica, en la que nos ayudamos de unos bastones que nos sirven para proteger las cervicales. De hecho, es uno de los deportes más fáciles y completos de todos. Porque deportes que no provoquen impactos y, por tanto, tengan menos riesgo de lesión hay pocos. Además de la natación y del esquí de fondo —deslizarse caminando por la nieve—, la marcha nórdica es el mejor deporte. Aunque, claro, para practicarlos, necesitas agua o nieve. En cambio, para la marcha nórdica, solamente necesitas un buen calzado y unos bastones adecuados.

La marcha nórdica no es caminar sin más. Es una marcha muy técnica, en la que se trabaja con unos bastones especialmente diseñados para esta actividad física. Con los bastones nos damos impulso hacia delante, mientras se transmite la fuerza que hacemos con el brazo al bastón. De esta manera, podemos alargar también la zancada y ganar en amplitud de movimiento. No se tiene que confundir con el senderismo de montaña, en el que los bastones se utilizan meramente para asegurar el paso y apoyarse, sin tener en cuenta la postura. Los bastones de la marcha nórdica están creados específicamente para esta especialidad. Por tanto, no sirve cualquier bastón. En cualquier caso, existen diversos tipos, de mejor o peor calidad. Conviene que no sean de una sola pieza y no muy pesados, aunque los hay que pueden regularse según la altura de la persona y servir para varios usuarios. A continuación, se explican los diferentes modelos disponibles:

- Los de aluminio son los más comunes y los de mejor precio, pero vibran más al golpear el suelo. Están pensados para principiantes.
- Los de carbono son los mejores, ligeros y sin vibraciones. Son ideales para largas distancias y expertos en la práctica.
- Los de fibra de vidrio son una opción intermedia. No son tan ligeros como los anteriores, pero protegen mejor las articulaciones que los de aluminio.

Otros detalles, menos necesarios, que aumentan su precio son la menor o mayor facilidad con la que se desengancha el bastón de la dragonera —las cintas con las que los sujetas—. Por descontado, también se ha de cuidar el tipo de calzado, aunque en eso las opciones son mucho más amplias y depende también de si vamos a caminar por asfalto, por tierra o por arena, en la playa. Los aficionados suelen llevar una mochila con agua y comida. Hay que evitar que sea en bandolera —cruzada en la espalda—, porque, como vamos a ver en el siguiente capítulo, perjudica la postura al caminar y el peso recae en el cuello. Y debe estar bien sujeta para que no se balancee mientras caminamos.

La técnica de la marcha nórdica es sencilla, pero insisto una vez más en que es necesario que un especialista indique los movimientos correctos para que la postura sea la adecuada. En el momento de ir a comprar los bastones a la tienda nos podemos informar de dónde podemos aprender a utilizarlos correctamente. Por ejemplo, si te quejas de que no tienes los bastones bien ajustados y uno está más largo que el otro, esto suele ser una señal clara de que has caminado torcido todo el tiempo sin ser consciente.

Repito, es sencillo, pero hay que hacerlo bien, en la postura correcta y utilizando de forma adecuada los bastones. Algunos de los puntos en los que los instructores hacen más hincapié son los siguientes:

- Control del bastón con la dragonera para que sea una ayuda eficaz.
- Uso dinámico de los bastones para conseguir un movimiento completo del cuerpo. Este ejercicio, bien realizado, pone en movimiento cerca del 90 % de nuestra musculatura.
- Inclinación adecuada del bastón en la fase de apoyo al caminar.

- La posición de la cabeza: la barbilla debe estar paralela al suelo y las orejas alineadas con los hombros.
- Rotación de la cintura escapular —la parte de la clavícula— y de la pelvis.
- Si no se practica adecuadamente, el golpe del bastón repercutirá en las articulaciones y a la larga resultará más perjudicial. Si se hace bien, este deporte fortalece la musculatura y el tono general del cuerpo, especialmente el de los brazos y las piernas. Además, hay estudios científicos realizados en los países nórdicos que relacionan la marcha nórdica con la prevención y el freno de la osteoporosis.

LAS PESAS Y EL REMO, UN REFUERZO MUSCULAR

Si prefieres quedarte en el gimnasio, dos de las mejores opciones que tienes son los ejercicios de pesas y remo, muy adecuados para mejorar la musculatura de las cervicales. Puede parecer extraño que mencione un ejercicio que en principio parece duro. Nada más lejos de la realidad. Realizar ejercicios con pesas, con un buen asesoramiento, constituye un excelente refuerzo de la musculatura. Existe incluso un estudio, encabezado por el doctor danés Lars L. Andersen, que muestra cómo un entrenamiento específico de la musculatura es más efectivo para aliviar el dolor que un ejercicio genérico, como, por ejemplo, montar en bicicleta. ¿Qué se ha de tener en cuenta? El primer factor fundamental es estar bien colocado y con la protección adecuada. La espalda y la cabeza han de estar bien apoyadas, sobre la pared o el suelo. Para hacer este ejercicio, que beneficia a las cervicales, siempre ha de haber un buen soporte en la espalda. Los tipos de pesas dependerán de tu nivel. Hay que hacer un buen planteamiento, ya que los ejercicios para las cervicales realizados con una mala técnica, en lugar de beneficiarlas, obviamente, las perjudican. Si contamos con un buen asesoramiento, los ejercicios con pesas son muy recomendables.

La máquina de remo es otra buena opción, ya que con ella trabajas ampliamente la musculatura. No solo no perjudica a las cervicales, sino que las favorece, porque también refuerza esa área muscular.

LA ELÍPTICA, UN DEPORTE COMPLETO

Otra máquina de uso muy aconsejable para ejercitarse en el gimnasio es la caminadora elíptica. En este caso, como en el de la bicicleta estática, que también podemos incluir en este apartado, no se realizan ejercicios pensados expresamente para las cervicales. No les van a hacer daño, porque no fuerzan esa zona, pero tampoco aportan un beneficio concreto. Son ejercicios muy completos, que favorecen una mejora general y una buena tonificación de todo el cuerpo. Yo, personalmente, elijo la elíptica para hacer ejercicio. El ejercicio con esta máquina describe un movimiento elíptico, que le da nombre.

La máquina está compuesta por dos bases donde colocaremos los pies, además de dos barras para las manos con las que mantenemos los brazos en movimiento mientras estamos practicando el ejercicio. La elíptica está formada por una serie de poleas y rodamientos que generan un movimiento amortiguado para evitar el impacto contra el suelo que tiene lugar cuando corremos. El movimiento será constante y suave; y son precisamente esas características las que hace tan peculiar el ejercicio con la elíptica.

Lo que logramos es trabajar las extremidades superiores e inferiores al mismo tiempo, y no solo eso. Este entrenamiento involucra a otras partes del cuerpo, como la pared abdominal, que se mantiene contraída casi todo el tiempo que dura el ejercicio, que tiene varios grados. Se puede realizar con más o menos esfuerzo, dependiendo de la persona. El movimiento que haces es amplio y, en general, muy beneficioso. Las articulaciones no se verán afectadas, ya que los movimientos son suaves y controlados. Es más, las articulaciones se verán reforzadas y se trabajarán al máximo de la mejor manera posible.

Con la bicicleta estás sentado, por lo que el ejercicio se centra más en las extremidades inferiores. En cambio, el ejercicio con la elíptica es más completo. Por eso recomiendo que se combine el uso de las dos máquinas.

NO TE ENGAÑES CON EL EJERCICIO

Hay veces que te quieres lucir en el gimnasio o mientras practicas algún deporte sin ser consciente de que puedes estar forzando demasiado tu musculatura o que puedes no estar haciendo nada. Yo me he encontrado con los dos casos. Por ejemplo, al gimnasio van personas que quieren perder peso y se colocan directamente sobre una de las máquinas sin fijarse en la intensidad del ejercicio, lo que es absurdo. El ejercicio es una parte, dentro de una conducta saludable global, que incluye una alimentación equilibrada. Pero, sobre todo, si no saben cómo ejercitarse han de estar controlados. Si tienes sobrepeso y no estás habituado a hacer ejercicio es un error que te pongas a correr sin ningún tipo de orientación —lo he visto no pocas veces—. También me he encontrado con personas que se apuntan al gimnasio, se sientan en la bicicleta estática y se ponen a leer el diario mientras pedalean un poco, como quien da un paseo. Eso no es malo, pero no es hacer ejercicio. Igual que no lo es apuntarse al gimnasio, comprarse ropa de marca para lucirla en sus instalaciones, llevar una bebida energética y hacer solo cinco minutos de elíptica. Cuando, en la consulta, pregunto a un paciente si hace ejercicio y me contesta que sí, que está apuntado a un gimnasio, ya sé que eso significa que no hace nada. Solamente con apuntarse no basta. Los gimnasios viven mucho de las buenas intenciones, gente que se apunta, va dos días y luego no encuentra tiempo para volver. El ejercicio exige un compromiso y seguir unas rutinas saludables.

Existe también el caso de quienes no saben ver que hay que ir adaptando el deporte a la edad y a las circunstancias. En general, son aquellos que han sido deportistas habituales y que, cuando envejecen, quieren ejercitarse del mismo modo que cuando tenían veinticinco años. Por ejemplo, tengo pacientes que vienen orgullosos porque han mantenido una vida activa y que de repente tienen dolores. «Yo he jugado toda la vida al pádel y me ha ido bien», me dicen. Perfecto, pero ya no eres el mismo joven que empezó a practicar ese deporte. Si no calientas bien, si no eres consciente de que no puedes aguantar el mismo ritmo, acabarán pagándolo tus músculos y tus articulaciones. En una ocasión, tuve una paciente de más de setenta años que entró en la consulta adoptando una postura curvada. Lo primero que pensé es que tenía artrosis, osteoporosis o que había sufrido una mala caída. Durante la anamnesis, el interrogatorio médico, me dijo que le dolía la espalda. «Creo que me hice daño en un revés», me dice. «¿Juega aún al tenis?», le pregunté asombrado. Y sí, jugaba cada semana. Estaba en perfectas condiciones, pero había hecho un movimiento brusco y tenía una contractura. Con un tratamiento local logramos quitarle el dolor y que recuperara la movilidad del músculo. Lo último que hice fue aconsejarle que, aun estando muy bien que se mantuviera activa, quizá tendría que empezar a jugar a dobles para bajar el ritmo. Hay que hacer cambios. Este caso es excepcional, me encuentro pocos casos así. Lo más habitual es que venga gente con cuarenta o cincuenta años con el mismo problema. No se puede jugar al ritmo de antes y durante el mismo tiempo. Fíjate en el caso de Rafa Nadal, el tenista. Es un buen ejemplo de evolución. Hizo cambios en su juego cuando ya tenía treinta años porque no podía seguir compitiendo con la misma intensidad. Todos, a medida que pasan los años, tenemos que adaptarnos a las nuevas circunstancias y vigilar más el calentamiento, el ritmo y tiempo de ejercicio y los estiramientos finales. Si no, es muy probable que tengamos algún problema.

SIEMPRE HAY QUE CALENTAR

Es fundamental realizar un buen calentamiento inicial y estiramientos suaves después del ejercicio. En la práctica deportiva no conviene empezar a forzar los músculos cuando aún están fríos, si no que hay que efectuar una preparación previa al ejercicio, que conocemos como calentamiento. Este ha de incluir toda la articulación, con todas sus estructuras, debe hacerse siempre de dentro hacia fuera y de forma activa, es decir, no puede hacértelo otro. Si viene alguien a moverme la pierna o la cadera, no la caliento. Me hará un masaje y esta se relajará, pero eso no es un calentamiento. Si el movimiento lo hago yo, sí caliento la pierna; hago una contracción muscular, genero energía.

Para cada deporte hay un calentamiento general y uno específico. Por ejemplo, en el tenis me interesa calentar la espalda, el hombro, el codo y la mano. Hoy se recomienda hacer unos estiramientos después del ejercicio, no de forma inmediata: has de esperar unos momentos a que se enfríen algo los músculos si el entrenamiento ha sido intenso. Si estoy corriendo, camino un rato hasta enfriar la musculatura y luego la estiro. Los estiramientos han de ser suaves y no han de durar mucho tiempo. Y al día siguiente puedes volver a hacer masajes y estiramientos.

Reconozco que estas pautas van variando según las épocas y los nuevos estudios que van apareciendo. No hace muchos años se recomendaban los estiramientos antes de empezar el ejercicio y después. Hoy hay varias teorías contrapuestas y mayoritariamente se cree que es mejor no hacer estiramientos de entrada. Si voy a hacer una carrera corta muy intensa, lo que necesito es que el músculo esté con un tono alto. Si lo estiro antes, lo que hace es relajarse, y no estará tenso, lo que no me conviene. Incluso hay pequeñas técnicas de contracción para que los músculos estén sueltos, pero no relajados. De estar así, les faltará el empuje de inicio de la carrera. Este no deja de ser un tema abierto a debate. Hay quienes incluso afirman que los estiramientos no sirven de nada. No entraré en la polémica. Por último, la idea generalmente aceptada es que los estiramientos son beneficiosos y que estirar la musculatura antes del ejercicio no te sirve para dar lo mejor de ti en el esfuerzo inicial.

EVITA LOS DEPORTES DE IMPACTO

Si existen problemas cervicales deben evitarse todos los ejercicios de impacto. Si hay un problema de base, sobre todo, cuando ya me han dolido las cervicales, es probable que con el impacto que provoca en todo el cuerpo correr, vuelvan a dolerme. Eso sirve tanto para el ejercicio que se realiza al aire libre como para el que se practica en el gimnasio. En la cinta, si vas caminando no hay problema. En cuanto corres, empieza a producirse un impacto. En la calle es igual, y más si hablamos de aceras duras y no de terreno de tierra o arena. En cualquier caso, sea el firme que sea, correr se considera un deporte de impacto.

Otras prácticas con impacto son *zumba* o *step*, y cualquiera en la que saltes o se produzca algún tipo de golpe en el suelo. Tú mismo puedes deducir que lo son casi todos los deportes de competición: fútbol, voleibol, tenis, pádel, etc.

CUÁNTO DEPORTE HAY QUE PRACTICAR

Para no ser una persona sedentaria debes realizar ejercicio con frecuencia, de treinta a cuarenta minutos y de tres a cuatro días por semana. De esa manera, estimulamos la fabricación de líquido sinovial articular, que ayuda al mantenimiento de los cartílagos y a mantener un buen tono muscular.

Como no me cansaré de recordar, no podemos hacer una tabla genérica. Es importante que sepas en qué estado de forma te encuentras y que, por tanto, adaptes el entrenamiento de un modo progresivo a tu edad y condición física. En eso el preparador físico, el mismo que te orientará sobre cómo hacer adecuadamente el ejercicio, te asesorará bien.

11

GESTOS PARA PROTEGER LAS CERVICALES

LAS TAREAS QUE MÁS PUEDEN DAÑARNOS

Si te paras a pensar un poco en tu día a día y te concentras en el cuello, es fácil que empieces a deducir dónde cometemos buena parte de los errores posturales. Pasar horas delante de la televisión y del ordenador, consultar la pantalla del móvil, planchar, coser o conducir son acciones que suelen llevarse a cabo adoptando posturas incorrectas, con la mirada fija o bajando mucho la cabeza, con lo que los músculos del cuello se esfuerzan demasiado y las cervicales mantienen posiciones poco adecuadas.

Son situaciones que, además, se alargan mucho en el tiempo. Un reciente informe del Instituto Nacional de Estadística establece que nos pasamos, de media, seis horas al día mirando pantallas. Eso supone noventa y un días al año dedicados exclusivamente a esa tarea. En el caso de las personas con un trabajo sedentario, que necesitan el ordenador para realizarlo, la cifra se dispara. Y, hablando de sedentarismos, este es uno de los grandes males que nos aquejan. La falta de ejercicio es otro de los factores negativos que acaban afectando a la espalda y el cuello.

CÓMO SENTARSE FRENTE AL ORDENADOR

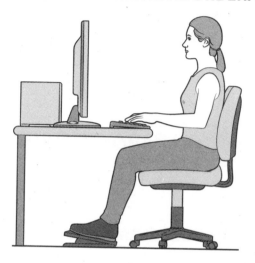

La postura es fundamental. Los expertos en ergonomía no se cansan de informar a los usuarios de los ordenadores cuál ha de ser la posición correcta delante de la pantalla en el trabajo. A continuación, explicamos las principales pautas.

- En primer lugar, la espalda tiene que estar pegada al respaldo del asiento. Los pies deben poder apoyarse en el suelo o al menos en un reposapiés. El cuello y la cabeza han de mantenerse alineados con la espalda.
- La altura de la mesa debe permitir que tengamos el brazo y el antebrazo en un ángulo recto. La altura estándar de una mesa está entre los 68 y los 72 centímetros de altura.
- La distancia hasta la pantalla del ordenador debe ser, aproximadamente, la de tu brazo estirado (entre 50 y 60 centímetros). En todo caso, puesto que la visibilidad depende del tamaño de la letra y las imágenes que estemos viendo, lo importante es que la cabeza ha de estar

recta. No debes alargar el cuello hacia delante para ver mejor la imagen.

- La altura de la pantalla debe estar frente a nuestros ojos o ligeramente por debajo, pero no tanto como para que nos obligue a inclinar la cabeza. Tampoco debe estar por encima de la mirada, lo que nos obliga a subir el cuello. Un punto ideal sería que coincidieran los ojos con la franja superior de la pantalla.
- Si vamos a escribir o a manejar el ratón, los hombros deben estar relajados para evitar la contracción de la musculatura de la zona (el área escapular).

CÓMO SENTARSE DELANTE DEL TELEVISOR

Estas reglas son también aplicables a la hora de mirar la pantalla del televisor. No lo hagamos estirados en el sofá y forzando el cuello, ni nos pongamos muy cerca de la pantalla. Esta indicación es especialmente pertinente ante la extendida costumbre de adquirir pantallas cada vez más grandes, que no siempre se corresponden con la habitación en la que se van a instalar. Una pantalla grande requiere que nos coloquemos a una mayor distancia para no forzar la vista y no mover en exceso el cuello porque no podemos abarcar toda la imagen en una sola mirada.

La recomendación de la Sociedad de Ingenieros en Televisión y Cine de Estados Unidos establece que la distancia mínima ha de ser, al menos, el doble del ancho del televisor y que la máxima no ha de superar en más de cinco veces esa medida. Es decir, para un televisor de 80 pulgadas, cuyo ancho equivaldría a un poco más de dos metros, tendríamos que tener como mínimo espacio para situar los asientos a cuatro metros de distancia.

CÓMO USAR EL MÓVIL CORRECTAMENTE

Otro problema habitual lo encontramos en la manera de mirar el móvil. Casi siempre inclinamos la cabeza, como si nos miráramos el ombligo. Si lo hacemos un momento puede no tener importancia. El inconveniente es que cada vez pasamos más tiempo consultando la pantallita, chateando e incluso mirando series directamente desde el móvil. Los gestos para inclinar el cuello se multiplican y, con ellos, el riesgo de forzar el área cervical y de sufrir lesiones. Por tanto, lo aconsejable es subir la pantalla solo un poco por debajo de los ojos, para que puedas verla sin tener que bajar la cabeza en exceso.

En cuanto a la manera de usar el teléfono, hoy en día las personas que hablan con asiduidad suelen recurrir al manos libres o a los auriculares con micrófono incorporado. Es la mejor opción tanto para el cuello como para evitar las perjudiciales consecuencias que pueden tener las ondas electromagnéticas en nuestro organismo y sobre las que aún queda mucho por investigar.

Lo que se ha de evitar a toda costa es responder el teléfono, sosteniéndolo entre un hombro levantado y la cabeza inclinada hacia este. Es una postura forzada que puede acabar provocando contracturas. Lo correcto es mantener la cabeza recta y acercarnos el auricular a la oreja.

LA POSTURA ADECUADA PARA LEER O ESTUDIAR

Las normas que hay que tener en cuenta para trabajar delante del ordenador pueden aplicarse igualmente en otras situaciones en las estés sentado, como estudiar o leer un libro. Siempre va a ser más adecuado hacerlo en una silla con respaldo anatómico —o en un asiento recto con un cojín en la zona lumbar— que no en un sillón o en un sofá muy mullido donde la columna no está recta y el cuello tiende a inclinarse hacia atrás.

Si hay niños pequeños a tu alrededor, es bueno fijarse en ellos porque, de forma natural, se sientan muy rectos durante los primeros años. Al contrario de los adolescentes, que tienden a inclinar los hombros hacia delante e ir encorvados, como si les pesara el mundo. Por suerte, en estas etapas de la vida los huesos y los músculos aún están en desarrollo y esos años de curvatura emocional no suelen suponer ningún problema de cara al futuro. En cambio, si la costumbre de andar cabizbajo se enquistara en el tiempo y acabara siendo la norma en la edad adulta, sí sería necesario corregirlo.

Al ponerte delante del libro, no inclines el cuerpo ni mantengas el cuello flexionado. Apoya los codos en una mesa y mantén el libro sujeto con ambas manos a una altura que te permita leer con comodidad simplemente bajando la mirada. Si el libro pesa mucho, usa un atril.

LA POSTURA EN LAS TAREAS DOMÉSTICAS

En labores como fregar o planchar tenemos que evitar, en lo posible, pasar mucho rato con la espalda inclinada. No se trata de convertirse en un robot, basta con seguir estos consejos:

- **Coser.** En este caso, por ejemplo, podemos dar por buenos los consejos que seguíamos para mirar la pantalla del teléfono móvil. Evitemos bajar la cabeza en exceso e intentemos subir la pieza a una distancia adecuada para verla bien sin forzar la postura.

- **Planchar.** Debemos evitar que la tabla esté muy baja y que nos obligue a encorvarnos sobre la plancha. Hemos de tenerla a la altura de la cintura y mirar hacia abajo en vez de flexionar el cuello. Si vas a estar mucho rato planchando, coloca una tarima de diez o quince centímetros debajo de la tabla y ve apoyando alternativamente un pie u otro cada diez minutos, así variarás la presión que se ejerce sobre la espalda. Como casi siempre se usa la misma mano para coger la plancha, procura colocar la otra sobre la tabla y apoyarte en ella para equilibrar la postura.

- **Barrer.** Dos tareas que pasan factura porque a menudo las hacemos adoptando una mala postura son barrer y fregar el suelo. Al realizarlas, no encorves el cuerpo. Elige escobas y fregonas que tengan el palo largo, para no tener que inclinarte obligatoriamente. Las manos han de sujetar la escoba o la fregona a una altura entre el pecho y la cadera. Por último, hay que mover el palo lo más cerca posible de los pies, y hacer el movimiento tan solo con los brazos, sin seguirlo con la cintura.

- **Pasar la aspiradora.** Adopta la misma postura que para fregar el suelo. No lo hagas con los pies juntos ni inclinando la espalda. En todo caso, flexiona algo más la rodilla de la pierna más avanzada. Si tienes que agacharte para pasar la aspiradora por debajo de un mueble, hazlo doblando las rodillas y apoyando una en el suelo, como si fueras un caballero a punto de recibir una condecoración del rey. Vigila que tu columna permanezca recta y, si debes inclinarla, apoya la mano que tienes libre sobre la rodilla o en el suelo.

- **Fregar los platos.** Comprueba que el fregadero está aproximadamente a la altura de tu ombligo, de forma que puedas sostener un plato frente al grifo con la columna recta y los codos formando un ángulo de noventa grados. Si eres una persona baja, puedes usar un reposapiés; si eres alta, puedes usarlo también para apoyar uno de los pies y descansar mejor el cuerpo. Alterna un pie tras otro, asegurándote de que tu columna se mantenga recta. Pasa los platos de un seno del fregadero al otro solo con los brazos, sin mover la cintura y sin bajar la cabeza.
- **Limpiar los cristales y los azulejos de la parte alta de la pared.** Existe una técnica para realizar esta tarea sin forzar la espalda ni el cuello. Cuando uses tu mano derecha adelanta el pie derecho y retrasa el izquierdo. Apoya la mano izquierda sobre el marco de la ventana a la altura del hombro y utiliza la derecha para limpiar. Al cabo de un rato, invierte la postura y utiliza la izquierda. Asegúrate de que el brazo que limpie tenga el codo flexionado y limpia desde el nivel de tu pecho al de sus ojos. Para limpiar por encima de ese nivel, súbete a una escalera y mantén una de las manos apoyadas. Vigila que el peso se reparta entre tus pies y la mano que tengas apoyada.
- **Hacer la cama.** Fija los extremos de la sábana por debajo de las esquinas del colchón situándote frente a cada una de ellas y no te estires para alcanzarlas. Flexiona las rodillas y levanta la esquina del colchón con la mano del lado cuyo pie está frente al borde de la cama y con la otra mano pasa la sábana por debajo. Si has de agachar la cabeza porque la cama está muy baja o tienes dolores que no te permiten inclinarte bien, en vez de flexionar las piernas, ponte de rodillas en

cada esquina y engancha los cuatro puntos de ajuste de la sábana en el colchón. En ese caso, apóyate en la cama con los brazos para arrodillarte y levantarte. Si la cama está pegada a la pared en alguno de sus extremos, sepárala antes de hacerla, de forma que la puedas rodear completamente.

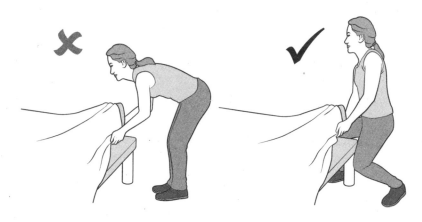

REORGANIZA LA COCINA Y LA OFICINA

A veces tenemos los platos y los enseres de cocina ubicados de tal manera que parece pensada para forzar nuestras vértebras. Lo más adecuado es situar los utensilios más pesados en estantes a un nivel comprendido entre la cadera y el pecho. No hay ninguna razón especial para guardar los más voluminosos y pesados a ras de suelo, a pesar de que es lo más habitual en las viviendas. Si es tu caso, tienes varias maneras de cogerlos sin forzar la nuca y la espalda. La primera es ponerse de cuclillas frente al armario, siempre que tus rodillas te lo permiten y no vayas a tardar mucho. Si lo haces así, mantén los pies relativamente separados para mejorar la estabilidad. También puedes apoyar una mano sobre la encimera para estar más seguro. Si tienes que estar más rato inclinado buscando un utensilio, es más práctico arrodillarse y sentarse con las nalgas sobre los talones. Si lo que tienes que sacar es muy pesado, déjalo primero en el suelo y luego levántalo en cuclillas y con la espalda y el cuello rectos. De esta manera distribuyes el peso y evitas que recaiga sobre la columna doblada, que es lo que pasaría si lo cogieras como acostumbramos a hacerlo.

Esta misma idea debe guiarnos para organizar el resto de la casa: es recomendable colocar los objetos de uso cotidiano, como los libros o el material de oficina ni muy por encima de nuestras cabezas ni muy por debajo, para evitar movimientos de extensión de la cabeza o de flexión del cuerpo que pueden provocar mareos.

LA FORMA CORRECTA DE CAMINAR

Al caminar, la columna debe estar en equilibrio con la línea de gravedad del cuerpo. Para ello es necesario recolocarlo, tratando en lo posible de no encorvar la espalda ni flexionar el cuello hacia delante, ni dejar caer los hombros hacia el frente. Esas posturas, a la larga, crean tensión y fatiga muscular. Pero tampoco se trata de ponerse rígido y con los hombros hacia atrás como si estuvieras en posición marcial. Esos cambios bruscos en la colocación del cuerpo tampoco benefician.

Para caminar de forma correcta es necesario apretar ligeramente el abdomen y mantener los hombros rectos, en línea con la espalda, sin forzar la postura sino con naturalidad. Gracias a este gesto, podremos caminar de forma recta y natural. Es más fácil de lo que parece. Para conseguirlo podemos realizar un entrenamiento sencillo: colocar un libro sobre la cabeza y caminar tratando de que no se caiga. Camina cada dos minutos de este modo y, después, trata de mantener esta misma postura cuando camines por la calle. Si te cuesta mantener el libro sobre la cabeza las primeras veces, también puedes apoyar la espalda y la parte posterior de la cabeza en una pared, que te sirva de guía de cómo has de mantener la posición.

CÓMO TRANSPORTAR PESOS

Si cargas peso, un carro de la compra, una mochila o incluso algo no tan pesado como un bolso, siempre hay que hacerlo de manera que afecte lo menos posible a tus cervicales. Trasportar de manera incorrecta un peso es otra forma de sobrecargar la zona cervical, a veces, poco a poco y sin ser conscientes. Por lógica, si la carga es grande, como una bolsa de la compra de varios kilos, la recomendación es que utilices un carro. Hay que llevarlo delante y empujar de él, igual que haríamos con el cochecito de un bebé. Nunca hay que arrastrarlo con un brazo desde detrás. De esta manera, no solo no vas recto, sino que caminas en una postura forzada.

Si no tienes un carro a mano, la opción más adecuada es usar una mochila, bien pegada a la espalda y con el contenido distribuido equilibradamente para que no pese más de un lado que de otro. La mochila bien puesta te puede ayudar a mantener la espalda erguida. Por el contrario, si te cuelga en exceso y las tiras están sueltas, con lo que la carga está muy baja en relación a la espalda, te afectará de forma negativa.

Si tienes que llevar la compra en bolsas de mano, repártela en dos y distribuye el peso de manera que cada una pese dos o tres kilos. Así, las cargas se equilibran entre un brazo y el otro y puedes mantener una postura estable. Los brazos siempre deben estar flexionados, aunque esta postura canse más, porque si los dejas estirados cargas las cervicales.

Si vas solo con una bolsa, tienes que inclinar el cuerpo en la dirección contraria para equilibrarte, con lo que fuerzas toda la zona del cuello. Como mal menor, ayúdate del brazo que no lleva la bolsa. Apártalo ligeramente del tronco y ponlo hacia adelante para que también ayude a la espalda a equilibrarse. Ve cambiando cada poco tiempo la bolsa de mano y así no forzarás siempre los mismos músculos.

Por todas las razones expuestas anteriormente, en caso de llevar bolso, recuerda que es más conveniente que sea de tipo mochila. Y si es bolso de mano o bandolera, intenta que sea ligero. Además, seguro que hay varias cosas que no son imprescindibles y puedes evitar transportarlas todo el día arriba y abajo. Y si llevas una mochila, no cometas el mismo error. Estoy cansado de ver gente, sobre todo jóvenes, que se cuelga la mochila de un solo hombro, que levanta ligeramente para que no se le caiga. Si te fijas, te darás cuenta de que esta postura no puede ser correcta. Si esto se hace continuamente, acabas convirtiendo en costumbre una forma de caminar y de cargar peso no solo perjudicial para tus cervicales, sino para toda la espalda.

Lo que debe quedar claro, como norma número uno, es que para levantar o empujar objetos, siempre debemos tener los brazos semiflexionados, con lo que las líneas de fuerza no van a las cervicales. Si lo hacemos con los codos extendidos, las líneas de fuerza van directamente a las cervicales, nuestros brazos se convierten en palancas y todo el esfuerzo va al cuello.

LA POSTURA ADECUADA PARA CONDUCIR

Los conductores habituales, sobre todo aquellos que conducen vehículos de forma profesional, son un colectivo gracias al cual la sociedad médica ha comprobado los muchos trastornos que puede conllevar pasar horas al volante. Es bueno aplicar sus consejos. En primer lugar, resulta perjudicial girar la cabeza y el tronco para mirar cuando damos marcha atrás, por ejemplo, para aparcar. Para ello, es mejor usar los retrovisores.

El ajuste del respaldo y la distancia respecto al volante son importantes porque condicionan la movilidad de los brazos, necesaria para una conducción ágil. La inclinación idónea del respaldo es un poco más de 90° grados, de forma que puedas tocar la parte superior del volante con las muñecas y, a la vez, mantengas la espalda bien apoyada en el respaldo.

El reposacabezas será un elemento fundamental. Primero porque protegerá las cervicales en caso de choque y porque nos ayuda a mantener la postura correcta. El centro del reposacabezas debe coincidir perfectamente con la parte posterior de la cabeza. Hay que graduar la altura para que la parte de arriba de la almohadilla quede alineada con la coronilla. Ten presente que el reposacabezas es una guía, pero no sirve para dar comodidad a la cabeza. Su función no es que puedas recostarte en él, sino que amortigüe el movimiento de la cabeza en caso de impacto.

CÓMO ACOSTARNOS DE FORMA CORRECTA

Mantener el cuello en la posición apropiada cuando estás durmiendo es fundamental para no levantarte con las cervicales doloridas. La mejor postura para descansar es hacerlo de lado, en posición fetal, apoyado sobre el hombro, con las piernas ligeramente recogidas y las manos al lado de la cara. Escoge una almohada estándar; es decir, ni muy alta ni muy baja.

Una costumbre que conviene seguir es colocar también un cojín firme entre las piernas. Aunque no parezca evidente a primera vista, este impide que las rodillas se junten y causen tensión en la espina dorsal y asegura que esta se mantenga recta toda la noche. Como todos los huesos de la columna están conectados, de esta forma se evita también la tensión en el cuello. En esta posición, tanto las cervicales como el resto de la espalda descansan de forma relajada.

Ten presente que con ponerse de lado no basta. Si esa postura es muy rígida, con los brazos a los costados y las piernas rectas (postura de tronco ladeado), las articulaciones de los hombros, así como las de la cadera, y las rodillas tampoco están relajadas. Si dormimos de lado, pero con la columna doblada hacia delante y los brazos estirados, forzamos las cervicales y los hombros.

Las personas que se mueven mucho de noche o que prefieren dormir boca arriba, tampoco tienen que preocuparse en exceso por las cervicales. No hay un gran inconveniente. Simplemente cabe insistir en que la almohada no debe ser muy gruesa para no inclinar en exceso la cabeza. Otro asunto muy distinto es que seas de los que duermen a pierna suelta, con los brazos extendidos hacia arriba y las piernas abiertas, como si fueras una estrella de mar. En este caso sí estamos ante un problema: esta posición afecta a la zona cervical y, de paso, a toda la zona dorsal. Todos los músculos están en tensión, lo que provocará contracturas tarde o temprano. Además si te mueves durante el sueño, las cervicales suman dos movimientos negativos, la extensión y la rotación, que deben evitarse para prevenir problemas. La otra posición en la que está claramente contraindicado dormir es boca abajo, con la cabeza inclinada hacia un lado. Es una postura muy forzada que a la larga puede traernos problemas, ya que no beneficia ni al cuello ni a la espalda.

A partir de estos consejos ya puedes concluir que quedarse dormido en otros lugares y adoptando otras posturas, como pueda ser sentado en el sofá mientras miramos la televisión, no es nada recomendable.

EL COLCHÓN Y LA ALMOHADA MÁS ADECUADOS

Vamos a detenernos un poco más en la almohada. Es curioso que la gente pueda dedicarle horas e incluso días a escoger la mesita de noche que mejor queda con la decoración del dormitorio y, sin embargo, el tema del colchón y la almohada, que es donde van a pasar un tercio de su vida, lo resuelvan en apenas una visita rápida a la tienda.

Se debe optar por un modelo que no obligue al cuello a adoptar una postura forzada, sino que permita conservar la lordosis cervical —que, como sabes, es la curvatura natural de las vértebras cervicales. Ya hemos señalado que las almohadas muy altas no son recomendables, pero la elección concreta de un modelo o del material más adecuado no tiene una respuesta sencilla.

Antes de nada, hemos de señalar que las evidencias científicas en este campo son escasas y con resultados variables. Esta escasez de información hace que en ocasiones se proporcione asesoramiento al paciente basándose en consejos de colegas o de experiencias puntuales que pueden no servir en todos los casos. Estas recomendaciones, sin un trabajo de investigación amplio y sólido detrás, han puesto de moda el uso de almohadas moldeables, con contorno anatómico o el uso del tubo acolchado cervical. Aquí no vamos a ser tan explícitos.

La decisión final es personal. Depende de cómo se duerma, además de que la capacidad de confort es muy subjetiva. A continuación enumeramos las principales conclusiones científicas a las que se ha llegado sobre la almohada:

- **Debe ofrecer un buen apoyo.** El papel principal de la almohada durante el sueño es que la columna cervical se mantenga apoyada en una posición natural, siguiendo la curvatura del cuello, si se duerme hacia arriba, o la línea recta de la columna, si se duerme de costado. Debe ser lo suficientemente ancha para que quepa la cabeza y el cuello. Mucha gente solo apoya la cabeza, dejando un espacio en el que el cuello queda suelto.
- **No hay una forma definida.** Una de las pocas revisiones de los estudios científicos en torno a la almohada concluyó que no había pruebas suficientes para apoyar el uso del modelo con contorno anatómico respecto a las almohadas clásicas.
- **Es mejor que sea de reducción térmica.** Una almohada que ayuda a bajar la temperatura de la cabeza y del cuerpo durante el sueño es más conveniente, puesto que de esta manera se logra con mayor facilidad entrar en el sueño profundo, el más reparador. Un material diseñado para que la superficie de la almohada se mantenga fresca ayuda a quedarse dormido más fácilmente, disminuye la sudoración y, en general, mejora la calidad del sueño.

Siguiendo el criterio de la de temperatura, el material más adecuado será el viscoelástico. Además, la almohada viscoelástica varía su forma según la presión que ejerce el usuario y su temperatura.

Cualquier tipo de almohada especialmente pensada para las cervicales puede ser útil, pero sus efectos no están contrastados con evidencias científicas claras. No obstante, es cierto que muchos usuarios han asegurado que tienen un efecto beneficioso. La única comprobación empírica es que el uso de estas almohadas especiales junto al ejercicio terapéutico ha dado mejor resultado en la reducción de los dolores cervicales que cuando se ha aplicado uno u otro sistema aisladamente.

Respecto al tipo de colchón, escoge uno semiduro, que respete la curvatura natural de la columna. Para saber si el tuyo lo es, túmbate y pasa una mano entre las lumbares y el colchón. Si pasa con facilidad es que es muy rígido. Si no consigues que pase, es demasiado blando. La elección del material, como en el caso de la almohada, depende del usuario. La recomendación general es que sea firme, lo que no quiere decir que sea excesivamente duro. Tampoco se pueden dar unas directrices muy estrictas, puesto que depende de la envergadura y el peso de cada persona y, en cierta parte, de sus preferencias personales. Aunque si es muy blando, todo el peso del cuerpo se va a ir hacia la columna vertebral, que perderá su alineación, ya que se hunden los hombros en el colchón. Siempre será preferible pasarse de rígido que de blando, pero si el colchón es muy rígido, tampoco se adaptará a tu cuerpo, lo que provocará excesiva tensión en la espalda. El justo término medio nos dará la mejor opción.

En cuanto a los materiales, los colchones de espuma son económicos; sin embargo, sobre todo los que tiene poca densidad, en poco tiempo pierden resistencia y empiezan a hundirse. Los de látex y viscoelásticos, algo más duros los segundos que los primeros, son las dos opciones que desde un punto de vista médico más se recomiendan. Y recuerda que es aconsejable renovar el colchón cada diez años. En ese sentido, tenemos poca cultura de la calidad del sueño y las estadísticas indican que alargamos la vida de los colchones en exceso, hasta los doce o quince años.

CÓMO LEVANTARNOS

Como normal general, no es conveniente realizar cambios de postura con rapidez. Este consejo se puede aplicar especialmente al despertarnos, después de siete y ocho horas en las que nuestro cuerpo ha estado bastante inmóvil, descansando en postura horizontal. Muchos se marean un poco si se levantan de golpe. Es lógico, ya que la sangre no les llega aún bien al cerebro. Por eso, es mejor ir poco a poco y tomarte tu tiempo, especialmente si tienes un problema cervical. Aunque ya sé que la vida diaria —a menos que sea fin de semana— no nos permite remolonear mucho rato. Así que, al menos, tras despertarte, estírate un poco mientras aún permanezcas tumbado. Luego siéntate un momento en la cama, incorpórate y espera unos segundos. Deja que el corazón haga su función. Ha empezado a recibir una inyección de adrenalina, tras despertarte, para latir nuevamente con fuerza: reparte dosis más altas de sangre oxigenada por todo el organismo y lo pone en marcha, para lo que necesita un momento. Permite que la sangre llegue bien al cerebro y entonces sí, ponte de pie. Entre un gesto y el otro, te habrás comenzado a despejar y tu cuello estará más firme para evitar un mal gesto.

LA ROPA TAMBIÉN INFLUYE

Este título es especialmente cierto en referencia al vestuario femenino. Ya hemos hablado de que los bolsos pesados y las bolsas en bandolera pueden estorbarnos para tener una postura adecuada al caminar. Asimismo, usar con frecuencia calzado con tacones altos, de más de cinco centímetros, constituye un riesgo para nuestra espalda. Muchos dolores cervicales se deben a este tipo de zapatos, que multiplican las tensiones en la musculatura de toda la columna.

Otro enemigo del que no solemos ser conscientes puede ser el sujetador. Llevarlo demasiado ajustado dificulta la circulación sanguínea y linfática para nutrir bien los músculos de la parte alta de la espalda, y limita los movimientos naturales de esta zona.

LA IMPORTANCIA DE LAS EMOCIONES

Las cervicales son muy sensibles tanto a las situaciones de estrés como a los estados de ánimo. Mirar la vida de frente puede ser una buena forma de evitar que se deterioren, ya que cómo actuamos ante la vida tiene más repercusión en nuestra salud de la que puedas creer. Si vas avergonzado o triste, con la cabeza encogida entre los hombros, o cabizbajo, como hemos visto, adoptas posturas nada recomendables. Una cabeza recta, que refleja seguridad y optimismo, también te está diciendo que el peso está equilibrado y que el cuello sufre menos. Así que no es ninguna tontería: ver la vida con optimismo ayuda a mantener la postura correcta.

Los nervios juegan también un papel preponderante en la salud cervical. Las personas nerviosas acumulan tensión en los músculos del cuello y pueden acabar sufriendo una contractura. Por el contrario, las personas que saben gestionar bien sus emociones y no se tensan con facilidad, estadísticamente, sufren menos dolor.

Lo veo a diario. Los problemas más frecuentes de cervicales son los dolores por culpa del estrés, que no son más que producto de la tensión. Los músculos se tensan, se producen contracturas, ponen la columna recta y molestan. Por mi consulta pasan muchísimas personas con dolor cervical que no tienen una patología de base, es decir, no presentan una hernia discal, por ejemplo, o una protrusión, ni ninguna otra complicación ósea o de las articulaciones. Aproximadamente, un 80 % de los dolores cervicales son causados por la tensión.

Hay dos tipos de estrés que afectan a nuestras cervicales, el estrés emocional y el postural. La tensión nerviosa, la ansiedad y la angustia son una fuente continua de dolores cervicales. Ese es el estrés emocional. Por otra parte, las malas posturas continuas, los gestos repetidos que hemos visto anteriormente, causan estrés postural. Encontré un caso paradigmático en una joven que venía con dolor de cuello. Era administrativa y se pasaba ocho horas frente al ordenador. Le pedí que hiciera una foto de cómo se situaba ante delante de la pantalla. Estaba recta, lo que extrañó. Por suerte, una compañera le dijo que no la veía nunca así. Le hizo otra foto mientras realmente estaba trabajando y la postura era muy distinta: la cabeza hacia delante —un error muy común— y en tensión permanente para concentrarse en la pantalla. ¡Ocho horas en esa posición! No es extraño que acabara con dolores.

Ambos tipos de tensiones pueden dar lugar a contracturas que no son producidas por lesiones. Pero incluso en los casos en los que sí hay una patología adicional que provoca el dolor, el factor emocional también es importante. La angustia por lo que te pasa y el desconocimiento, a veces, hacen que estemos más tensos y perjudican a nuestros músculos, ya sobrecargados y doloridos. Por tanto, las emociones juegan un papel clave y no debemos infravalorarlas. Puedes decir que la contractura ha sido causada por un movimiento brusco y culpar solo a ese movimiento. Pero la pregunta que hay que hacer es cómo estaban tus músculos en ese momento: estaban tranquilos, o duros y tensos debido a los problemas acumulados en el trabajo, a un exceso de tareas por la vida laboral y la familiar, a discusiones con la pareja, a un momento de bajada de ánimo que te tenía cabizbajo o a todas las otras opciones de estrés a las que nos lleva la sociedad.

Cuando los nervios y el estrés perduran en el tiempo, este favorece la cronificación del dolor mediante los mecanismos de interrelación entre las contracturas y la atrofia muscular. En este proceso se crea un círculo vicioso en el cual las contracturas producidas por el estrés provocan la inactividad de otros músculos, que lleva a una mayor atrofia y a menor capacidad funcional de los mismos.

12

ALIMENTOS QUE BENEFICIAN A LAS ARTICULACIONES

¿Hay una relación entre la alimentación y las cervicales? Aunque no sea de forma directa, así es. La alimentación siempre está relacionada con nuestras estructuras corporales, tanto con los huesos, las articulaciones, los músculos, las grasas, etc. La alimentación tiene mucho que ver con el equilibrio completo de nuestro cuerpo. Quien come de forma saludable, estará mejor físicamente y tendrá menos problemas de salud en general. Así pues, no existe una dieta específica para las cervicales y hay que hablar de alimentación equilibrada y repartida durante todo el día. De todas formas, existe una serie de alimentos que podemos añadir en mayor cantidad a nuestra dieta y que van a resultar especialmente beneficiosos para nuestras articulaciones y nuestros huesos. Se trata de productos ricos en colágeno, magnesio, ácido hialurónico y vitaminas de los grupos A y B.

El colágeno mantiene los tejidos y las articulaciones jóvenes y sin dolor. El magnesio y las vitaminas del grupo B contribuyen a la síntesis proteica y al funcionamiento de los huesos y los músculos. El ácido hialurónico es el lubricante natural de los cartílagos y los ligamentos, que mejora su movilidad articular. Colágeno y ácido hialurónico actúan en sinergia para mantener la funcionalidad del tejido conectivo.

Los veremos por separado, para indicarte qué alimentos tienen más cantidad de uno u otro. De este modo, si ya tomas bastantes alimentos de un tipo, podrás aumentar los aportes de los otros en tu dieta y equilibrar el consumo. No obstante, la idea no es que te obsesiones demasiado con un tipo de alimento u otro. Muchos de ellos, como los pescados, la gelatina o verduras como las espinacas, ya tienen en su composición una buena cantidad de todos esos componentes. Así, aunque los encuentres en un grupo, de acuerdo con el nutriente del que aportan más cantidad, podrían estar en todas las categorías.

PRIMER OBJETIVO: EVITAR EL SOBREPESO

Comer de forma adecuada para evitar el sobrepeso es un factor importante. El principio básico es que gastes todo lo que comas y no acumules grasas. Ese es el secreto: el equilibrio. Tanto comes, tanto gastas. El sobrepeso es enemigo de nuestras cervicales, sin duda. La Sociedad Americana de Obesidad lo advierte: las personas con un sobrepeso importante o que padecen obesidad tienen un altísimo riesgo de sufrir dolor crónico de espalda, que incluye también las cervicales. Está demostrado que la relación entre los kilos de más y el dolor de espalda y de articulaciones es directamente proporcional. Es lógico, puesto que los discos intervertebrales y otras estructuras espinales se van dañando al tener que compensar la presión del peso extra en la espalda. Las malas posturas que nos obliga a hacer el cuerpo por el excesivo peso también van forzando la espalda.

En varios estudios se ha podido demostrar, a partir del seguimiento de pacientes sometidos a cirugía por una hernia discal, que aquellos que sufrían algún grado de obesidad tenían un riesgo mayor de que la hernia se reprodujera. El exceso de kilos también puede afectar si tienes que pasar por el quirófano; se ha comprobado que los resultados inmediatos de la cirugía pueden ser peores en personas con kilos de más, por lo que una recomendación no inusual es adelgazar antes de entrar en quirófano. Si logras perder peso, el postoperatorio suele resultar más llevadero y la recuperación es más corta.

Con el sobrepeso, además, se suele entrar en una espiral viciosa. La dificultad para respirar y el cansancio son dos de sus consecuencias. En esa situación, es muy probable que tengas menos ganas de hacer ejercicio y puedes sentirte peor. A medida que se van sumando kilos y no se hace ejercicio físico, el sobrepeso aumenta. Y, con él, también el dolor, puesto que a menos actividad física, más anquilosamiento de las estructuras vertebrales.

Por otra parte, varios estudios relacionan el hecho de reducir las grasas saturadas o trans como una manera de evitar el dolor. Desde hace tiempo se sabe que aumentan la inflamación del organismo y que donde se produce inflamación hay más sensación de dolor. Así pues, acumular grasa provoca que acabes sintiendo más dolor.

EL COLÁGENO, UN COMPONENTE ESENCIAL

Ya vimos que uno de los componentes de las articulaciones es el colágeno. Esta proteína está en todas las partes del cuerpo y forma hasta el 7 % de nuestra masa corporal. El colágeno está compuesto por fibras solubles que soportan fuertes tensiones gracias a que están muy entrecruzadas. Es el componente básico de los cartílagos, los ligamentos, los tendones, los huesos, la piel, el cuero cabelludo, las encías, la dentina, las paredes de los vasos sanguíneos o la córnea ocular. Y también es un elemento esencial de los discos cervicales que protegen las vértebras. La firmeza y la elasticidad del anillo dependen del colágeno, y sus fibras proporcionan igualmente resistencia y capacidad de tracción y compresión a los ligamentos, los tendones y los músculos.

A medida que el cuerpo envejece crea menos colágeno, a consecuencia de una mayor lentitud en los procesos metabólicos y de déficits hormonales. A los veinticinco años empieza a disminuir y, a partir de los cuarenta, su síntesis se reduce un 1 % cada año. Por tanto, a los setenta años se ha perdido un 30 %. El envejecimiento no destruye el colágeno, sino que incide en una menor producción y en el endurecimiento de las fibras. Como consecuencia, las articulaciones se vuelven más rígidas, aparece la pérdida de densidad ósea y los dolores articulares.

ALIMENTOS RICOS EN COLÁGENO

Para hacer más lentos estos procesos explicados en el apartado anterior nos interesa evitar aquellos factores que aceleran la pérdida de colágeno: exposición solar excesiva —especialmente por lo que hace al colágeno de la piel—, tabaco, contaminantes, estrés y ejercicio exagerado. También hay que buscar alimentos ricos en colágeno y otros que ayuden a estimular su formación como los siguientes:

- **Casquería.** No es un tipo de comida que tenga buen predicamento. Sé que los veganos, sobre todo, se me echarán encima. Pero la casquería —las vísceras, como los callos, y otras partes del animal consideradas despojos, como el morro, las patas o la lengua— es la fuente más rica de colágeno. Tiene el inconveniente de que la mayoría también contienen ácido úrico, cuyo exceso en sangre es un factor de riesgo para padecer gota. Pero las manitas de cerdo, al igual que el morro de vaca, no tienen grasa y son todo colágeno. Si parece un plato poco atractivo, podemos preparar caldos con sus huesos, en cocciones largas, con lo que su colágeno es absorbido por el caldo.

- **Huevo y carne.** Las fibras de colágeno están hechas de proteínas. Para que se formen, el organismo necesita distintos aminoácidos, como la lisina y la prolina. Un buen nivel de ambas en nuestro organismo se asegura incluyendo en cada comida principal algún alimento proteico: carnes o huevos.

- **Lácteos.** La leche, el queso y los yogures son otra fuente de proteínas si no quieres optar por las carnes. El germen de trigo es una opción para los veganos, pues es la principal fuente de proteína vegetal. Puedes añadirlo a los yogures para completar la dieta.

- **Pescado azul.** Incluir un par de días a la semana en tu dieta un plato de sardinas, una ración de caballa o unos filetes de salmón sería perfecto para tu salud cardiovascular, pero también para la de tus huesos. Además, su alto contenido en ácidos grasos omega 3 previene la oxidación celular y actúa como un potente antiinflamatorio.

- **Cítricos.** La vitamina C resulta también imprescindible. Sin un buen nivel de vitamina C no puedes fabricar colágeno. Una de sus principales fuentes son las naranjas y limones. También lo son las fresas y los kiwis.

- **Cebolla.** La razón de incluir esta hortaliza en esta galería de alimentos está en el azufre que contiene —podríamos incluir aquí los ajos, los pepinos o el apio—. Esta sustancia ayuda a mejorar la circulación sanguínea y aumenta la producción de colágeno.

- **Frutos secos.** Las nueces, los pistachos, los piñones, las avellanas o las castañas tienen omega 3 y este ácido graso esencial poliinsaturado —grasa buena— ayuda a preservar el colágeno.
- **Antioxidantes.** Los arándanos, el ajo, el tomate, el té verde, las verduras crucíferas, etc., protegen al colágeno del posible daño de los radicales libres.

Si sigues una dieta variada que incluya los alimentos que hemos citado, ayudas al organismo a incentivar la creación de colágeno y a reponer el colágeno que de manera natural ya no conseguimos fabricar.

EL ÁCIDO HIALURÓNICO REFRESCA LAS ARTICULACIONES

Este ingrediente de los alimentos es el lubricante natural de los cartílagos —el tejido fibroso de los discos intervertebrales—y de los ligamentos, que son los tejidos que mantienen unido un hueso a otro y a las articulaciones. El ácido hialurónico mejora la movilidad articular porque ayuda a retener el agua dentro de las articulaciones. Al igual que el colágeno, va desapareciendo con los años, por lo que la piel —donde también está muy presente— se va quedando más seca. Ese signo exterior tan evidente del paso del tiempo, se va produciendo en nuestras articulaciones y un aporte extra de ácido hialurónico puede ayudar a retrasar esa pérdida de agua.

Estudios recientes comprobaron que además estimula la creación de colágeno nuevo. De todas formas, no es algo que debas tomar de forma aislada, pues no sirve de nada si no va acompañado de vitamina A o C, que ayudan a que el cuerpo absorba mejor este nutriente.

ALIMENTOS RICOS EN ÁCIDO HIALURÓNICO

A continuación indicaremos algunos alimentos ricos en este lubricante natural:

- **Cordero o pavo.** El primero ofrece un buen aporte de vitamina A que favorece la mejor absorción del ácido hialurónico. Como es carne roja —rica en grasa—, no puede consumirse más de una o dos veces por semana. El pavo, por el contrario, también es rico en este ácido y además es bajo en grasas.
- **Salmón.** De todos los pescados, es el que más cantidad de ácido hialurónico contiene. Le siguen la sardina y el atún.
- **Aceite de hígado de bacalao.** También brinda una combinación de vitamina A y ácido hialurónico.
- **Gelatina.** Es rica en agua y glicina, que ayuda a reparar los tejidos y a mantenerlos hidratados. Además, su composición incluye prolina, que, como ya hemos visto, ayuda a formar colágeno y permite mejorar las estructuras de huesos, cartílagos, tendones y ligamentos. Se recomienda mucho su consumo, especialmente a personas con artrosis y osteoporosis. Para obtener los beneficios más naturales de la gelatina, es mejor que la escojas sin sabor y que le agregues aromas naturales añadiéndole las frutas que quieras.

NO OLVIDES HIDRATARTE

De nada servirá que el ácido hialurónico nos ayude a conservar el agua del cuerpo si no se la proporcionamos. Es fundamental, por tanto, no solamente para las articulaciones cervicales, sino para todo el cuerpo, que estemos siempre bien hidratados. Si no hay una hidratación, el ácido no se podrá desarrollar adecuadamente.

EL MAGNESIO RELAJA TUS MÚSCULOS

El magnesio es un mineral tan esencial como el calcio o el hierro para el organismo, que no solemos tener tan presente a la hora de organizar nuestra dieta. Es cierto que su presencia en el cuerpo es muy inferior a la del calcio, pero la lista de sus funciones es importantísima. La mayor parte del magnesio se encuentra en los huesos y los músculos, y se puede decir que hay pocas reacciones del metabolismo en las que el magnesio no intervenga de una forma u otra. Entre ellas, es básico en la asimilación del ácido hialurónico y en el funcionamiento de los nervios y de los músculos. Por ejemplo, interviene de una manera directa en la relajación muscular. La falta de magnesio produce cansancio, contracciones musculares involuntarias, además de insomnio y cierta irritabilidad.

Los alimentos de origen vegetal son los que aportan más cantidad de magnesio por ración. Entre ellos, destacan las verduras de hoja verde, como las espinacas, la quinoa, las legumbres, el pan y los cereales integrales, las frutas, y los frutos secos. El aporte diario recomendado es de unos 300 miligramos, para las mujeres, y de 350 miligramos, para los hombres. Para que te hagas una idea de cómo puedes obtenerlo, te ofrecemos un listado de los alimentos que más magnesio contienen por cada 100 gramos:

- pipas de calabaza = 535 mg
- cacao = 500 mg
- pipas de girasol = 420 mg
- sésamo = 347 mg

- germen de trigo = 327 mg
- soja = 250 mg
- almendras = 258 mg
- quinoa = 210 mg
- mijo = 170 mg
- arroz integral = 157 mg
- copos de avena = 140 mg
- harina de trigo integral = 140 mg
- judía blanca = 130 mg
- garbanzos = 108 mg
- lentejas = 77 mg
- espinacas = 58 mg

Es decir, con un plato de arroz o de garbanzos, acompañado de pan integral y algún fruto seco o de pipas, y el capricho de un poco de chocolate negro (de entre un 75 % y un 85 % de cacao) tienes el aporte necesario de un día en una sola comida.

Las personas que practican mucho deporte o que realizan grandes esfuerzos físicos necesitan más cantidad de magnesio. Su falta puede dificultar la recuperación tras el ejercicio físico. Lo mismo les ocurre a las personas que sufren de estrés crónico, ya que, en esta situación, se dispara el consumo de este nutriente. Otra causa de deficiencia de magnesio es seguir dietas bajas en calorías o consumir demasiado alcohol.

TRUCOS PARA ASIMILAR MEJOR EL MAGNESIO

Los siguientes consejos te ayudarán a asimilar mejor este mineral.

1. **Legumbres y limón.** Cocinar las legumbres, que contienen proteínas, añadiendo unas gotas de limón favorece la asimilación del magnesio.

2. **Remojar el arroz.** El alto contenido en ácido fítico del arroz integral dificulta la absorción del magnesio. Pero si lo remojas y lo combinas con proteínas —pollo, pescado, huevo— se asimila mejor.

3. **Cocinar al vapor.** El magnesio se diluye en agua. Por ello, no es conveniente dejar en remojo mucho tiempo las verduras y es mejor tomarlas crudas o cocerlas al vapor.

4. **No tomar más de dos tazas de café al día.** El consumo de café hace que elimines más magnesio, ya que aumenta su excreción urinaria.

UN MENÚ PARA TUS ARTICULACIONES

Lunes

Desayuno
Leche o yogur con copos de avena o mezcla de avena y centeno (40-50 g) + 1 kiwi + 1 onza chocolate negro de más de 70 % de cacao + 3-4 nueces enteras.

Comida
Ensalada de lechuga, zanahoria, remolacha cocida y pipas de calabaza, aliñada con aceite de oliva y zumo de limón + callos a la madrileña + zumo de naranja.

Merienda
1 plátano.

Cena
Crema de guisantes —elaborada con nata, leche desnatada o caldo ligero de verduras, según el aporte calórico que quieras— + sardinas (150 g) al horno, con ajo, hinojo, limón, perejil y una patata mediana al vapor + gelatina (125 g).

Martes

Desayuno
2 rebanadas de pan integral (40 g) y jamón de York (25 g) + 1 kiwi + infusión de té verde + 1 vaso de leche de almendras (200 ml).

Comida
Ensalada de canónigos y pera, con láminas de queso parmesano + gambas salteadas (150 g) con soja germinada y arroz integral (35 g) + zumo de naranja.

Merienda
1 onza de chocolate con un 70 % de cacao + 6-8 almendras.

Cena
Acelgas (200 g) salteadas con aceite de oliva con 1/2 patata asada + 1/4 de conejo en papillote al horno con mostaza + uvas.

Miércoles

Desayuno
2 lonchas de pan integral (40 g) con pavo (25 g) + yogur natural con miel y 8 almendras + infusión de poleo menta.

Comida
Crema de calabacín + ensalada de lentejas (60 g en crudo) con cebolla, tomate y aceite de oliva + 1 plátano.

Merienda
2 onzas de chocolate negro + 4 galletas.

Cena
Sopa de calabaza + brocheta de rape (150 g) con crema de almendras y espinacas + manzana al horno.

Jueves

Desayuno
2 lonchas de pan integral (40 g) con queso fresco desnatado (30 g) + infusión de té con limón + batido de leche de almendras (200 ml) + medio plátano y 5 frambuesas.

Comida
Ensalada de pasta (35 g) con atún + macedonia de naranja, uvas, kiwi y menta fresca.

Merienda
Cuajada (125 g) con coco rallado.

Cena
Ensalada de endibias con 4 nueces troceadas y 1/2 manzana a cuadraditos, aliñada con aceite de oliva y vinagre de manzana o limón + papillote de lubina (u otro pescado blanco, 150 g) con zanahoria, calabacín en juliana, zumo de medio limón y perejil fresco + gelatina (125 g).

Viernes

Desayuno
2 rebanadas de pan integral (40 g) y 1 huevo revuelto con cebolla y cilantro + infusión de té verde + yogur con miel y pasas.

Comida
Ensalada con 1/2 aguacate, de 6 a 8 gambas cocidas y medio pomelo + salmón (120 g) a dados con cebollino picado, jengibre rallado, media chalota picada, cilantro y un chorrito de salsa de soja + 1 naranja o mandarinas.

Merienda
2 orejones + 1 manzana.

Cena
Acelgas (200 g) salteadas con perejil y aceite de oliva + pollo (120 g) al horno con champiñones frescos + 1 plátano.

Sábado

Desayuno
2 lonchas de pan integral (40 g) con queso fresco (30 g) + zumo de naranja + 3-4 nueces + infusión de té verde.

Comida
Ensalada de garbanzos (60 g), con 1/4 de pimiento rojo, tomate, cebolleta, perejil, menta, aceite de oliva y zumo de limón + tartar de salmón fresco al eneldo + higos frescos o cerezas.

Merienda
1 vaso de leche con 2 galletas María.

Cena
Crema de zanahorias y calabaza + huevo a la cazuela con champiñones salteados y queso + yogur con miel.

Domingo

Desayuno
200 ml de leche de almendras edulcorada con canela, cacao en polvo y avena (40 g) + 1 kiwi + 4 nueces + infusión de poleo menta.

Comida
Caldo de carne con picatostes + paella con pollo + compota de frutos rojos con menta fresca (125 g).

Merienda
2 dátiles + 5-6 pistachos.

Cena
Sopa de berros con crema + guisantes (125 g) salteados con tomate, cebolla y 2 lonchas de jamón de York + 1 manzana.

¿SON NECESARIOS LOS SUPLEMENTOS?

Si la dieta es equilibrada no son necesarios los suplementos, independientemente de la edad. Se recomiendan cuando hay una degradación evidente, por ejemplo, del tejido conjuntivo por falta de colágeno. La dosis diaria que se aconseja en este caso es de 10 g de colágeno, que se puede disolver en leche, zumos, sopas o infusiones. Se puede tomar de forma continuada, pues no presenta efectos secundarios negativos. Para que sea asimilable, el colágeno debe haber sido extraído mediante un proceso natural y ser predigerido.

En el mercado se presentan suplementos de colágeno, magnesio y ácido hialurónico en forma de pastillas, en polvo o líquido. Es frecuente encontrar colágeno hidrolizado acompañado de vitaminas de los grupos C y B. El colágeno hidrolizado es, entre los suplementos, la forma más asimilable, ya que ha sido sometido a un proceso enzimático que fragmenta las partículas de colágeno nativo hasta un tamaño tal que, al ser ingerido, es capaz de atravesar la pared intestinal y llegar al torrente sanguíneo.

13

LA AYUDA DE LAS PLANTAS

La curación o el alivio de las afecciones a través de las plantas es una técnica cuyo principio se pierde en el origen mismo del hombre y que se ha ido desarrollando a lo largo de la historia, primero de forma empírica, en diversas fases hasta la actualidad, en la que ya disponemos de un corpus importante de estudios científicos. La fitoterapia no lo trata ni lo cura todo, pero aporta soluciones muy efectivas como antiinflamatorio y como relajante muscular. Así, igual que se utilizan fármacos antiinflamatorios y relajantes musculares, puedes usar plantas, que son muy útiles en distensiones musculares, calambres y dolores articulares.

Por tanto, cuando tengas un dolor cervical, ya sea por un pinzamiento, una hernia o una contractura muscular larga en el tiempo, te recomiendo que tomes una combinación de plantas relajantes con otras antiinflamatorias, con lo que actuaremos sobre los dos aspectos: rebajaremos la inflamación y relajaremos la musculatura. Cuando hay una alteración se hincha la zona afectada, lo que provoca dolor y eso, a su vez, tensa los músculos. Entonces, para tratar la zona, puedes combinar harpagofito y pasiflora o uña de gato con melisa o lúpulo. De hecho, en farmacias y parafarmacias se comercializa la mezcla de las dos plantas. Hay que asegurarse de que estas no interfieran con los medicamentos que estemos tomando para esta u otras dolencias. Como digo siempre, se puede intervenir pero no interferir.

¿CÓMO NOS PUEDEN BENEFICIAR LAS PLANTAS?

A diferencia de los tratamientos convencionales a partir de medicamentos, la fitoterapia aporta una rica variedad de opciones, además de la posibilidad de combinarlas y, en general, presentan menos efectos secundarios. Por ejemplo, si tomo plantas relajantes, como la pasiflora, puedo conducir un coche o manejar maquinaria sin problemas. Sin embargo, con los medicamentos relajantes, como ya indican los prospectos, no conviene hacer este tipo de actividades o tomar alcohol, porque disminuyen tus reflejos y pueden provocar somnolencia.

De todas formas, como verás, prácticamente todas las plantas vienen marcadas por una serie de límites y contraindicaciones. Como en cualquier otro aspecto de la vida, el abuso no es bueno. Por eso, ante dolores crónicos o repetitivos que se alargan en el tiempo, hay que ser prudentes y consultar con el especialista, el farmacéutico o el médico. Como norma general, las plantas medicinales se deben suministrar siempre con prudencia en personas con problemas hepáticos y durante el embarazo.

CÓMO SE UTILIZAN LAS PLANTAS

Hay dos tipos de tratamientos: los externos son de uso tópico, se aplican sobre la piel, y los internos se administran por vía oral. Las formas de administración externa más frecuentes son las siguientes:

- **El emplasto.** Se utilizan hierbas frescas enteras maceradas, o bien partes de la planta o de sus componentes, como resinas o grasas. Suelen presentar una consistencia pastosa. Se aplican directamente sobre la zona de la piel afectada y se sujetan con una tela o una gasa. Es necesario dejarlo actuar durante al menos quince minutos o mejor durante una hora. Hay dos maneras de elaborarlos. Los preparados más usuales se obtienen machacando la planta hasta formar una pasta. Otra opción es convertir la planta en polvo y añadir aceite para darle consistencia pastosa.

- **Cataplasmas.** Se elaboran a base de hierbas machacadas con un mortero, a las que se añade agua —normalmente caliente— o algún otro líquido —por ejemplo, alcohol o vinagre de manzana—. De esta manera, se forma una especie de pasta que hay que machacar bien para que sea homogénea. Si necesitas que tenga mayor consistencia, puedes añadir harina de trigo o maíz, en una proporción de un tercio de cada ingrediente —harina, hierbas y líquido.

- **Friegas.** No son exactamente lo mismo que un masaje, puesto que el fin último de este procedimiento es que los beneficios de las plantas entren en contacto con la piel. Se utilizan cuando la zona que queremos abarcar es más amplia que un punto concreto y se realizan frotando el cuerpo con un grado de fuerza variable, y casi siempre en la misma dirección. Las friegas tienen un efecto tónico y estimulante; mejoran la circulación de la sangre y la temperatura del cuerpo. Pueden ser secas y húmedas. La fitoterapia utiliza las húmedas, que se hacen mojando un algodón en una infusión caliente o fría de plantas medicinales para tratar el problema concreto. Son especialmente útiles para tratar el dolor reumático.

Las aplicaciones internas más frecuentes son las que se explican a continuación:

- **Tisanas.** Se introduce la planta en agua para que sus ingredientes benéficos se disuelvan en ella. Si la absorción a través de la piel no es efectiva, como, por ejemplo, cuando el daño es muy interno, pueden ser una manera de llegar al problema. A través de su paso por el estómago, el cuerpo absorbe los elementos beneficiosos de la planta, que a través del torrente sanguíneo llegan hasta la zona afectada. Se pueden preparar de tres maneras.

  ✓ **Infusión.** Se sumerge la planta en agua caliente, se tapa y se deja reposar de tres a cinco minutos. Después se cuela y se consume enseguida la infusión resultante, preferiblemente caliente. Las medidas comunes son una cucharada sopera de cada planta por taza de agua, mientras que el consumo generalizado es de dos o tres tazas al día, antes, después o entre las comidas, según cada caso. Para obtener la infusión, se utilizan las partes delicadas de las plantas —hojas, flores, sumidades y tallos tiernos—, ya que de ellas se extrae suficiente cantidad de sustancias activas, con muy poca alteración de su estructura química, pues se minimiza el efecto destructivo del calor sobre estas.

  ✓ **Decocción.** Se introduce la planta en un recipiente con agua caliente, a punto de ebullición, y se deja hervir unos pocos minutos. Después se apaga el fuego y se deja macerar un cuarto de hora. El líquido resultante se cuela y se consume rápidamente, y mejor, caliente. La decocción se utiliza para preparar tisanas a base de partes duras de las plantas —raíces, cortezas, semillas—, que precisan de una ebullición mantenida para liberar sus principios activos. Sin embargo, presenta el inconveniente de que algunos de los principios activos pueden perder parte de su efectividad por causa del calor.

✓ **Maceración.** Se sumerge la planta en agua a temperatura ambiente y se deja reposar en un lugar fresco y oscuro, el tiempo requerido, que suele ser largo. Por lo general, si se trata de flores y hojas será de unas doce horas y, si son partes duras, como cortezas y raíces, un día entero. Luego se cuela el líquido resultante. Normalmente, se utilizan entre 20 y 50 gramos de la planta por litro de agua, y se toman de dos a tres tazas al día.

- **Tinturas.** Son soluciones hechas con alcohol que logran una concentración muy alta de ciertos principios activos de la planta. Para prepararlas, se deja macerar la planta desecada y triturada en alcohol, a temperatura ambiente, durante dos o tres días. Si en lugar de la planta desecada se utiliza la planta fresca, la emulsión resultante se llama alcoholaturo o tintura madre. En esta se preservan más los principios activos. Las tinturas se toman muy diluidas —de 15 a 25 gotas en un poco de agua— tres veces al día, antes de cada comida, y en ocasiones también se aplican directamente sobre la piel con friegas.

PRODUCTOS YA PREPARADOS

En farmacias, parafarmacias y tiendas especializadas en tratamientos naturales se comercializan las plantas que te recomiendo para las cervicales y para muchas otras dolencias en un formato ya preparado, que tiene una ventaja obvia, ya que no tienes que preocuparte de hacer tú todo el proceso. En general, la manera en que se elaboran estos preparados es cómoda y plenamente fiable. Si además no estás muy acostumbrado a elaborar estos preparados, es mejor confiárselos a un experto, que sabrá extraer todo el poder curativo de la planta.

Las modalidades que vas a encontrar son múltiples. Las siguientes son las más usuales:

- **Linimentos.** Se trata de una elaboración a base de extractos de plantas medicinales con aceite o con alcohol en suficiente cantidad para lograr una consistencia blanda, que se aplica sobre la piel mediante un masaje. Son muy recomendables para tratar los problemas musculares y de reumatismo.
- **Extractos secos.** Se obtienen a través de la maceración o cociendo la planta en un disolvente —agua, alcohol o glicerol—. Luego se evapora el disolvente de manera que quedan únicamente los extractos de la planta que se habían disuelto en forma de polvo. Son productos muy concentrados que se comercializan normalmente en cápsulas.
- **Ungüentos.** Los principios activos se hallan disueltos en una base grasa, —la vaselina es la más usada—, aunque también se utilizan aceites vegetales o minerales. Los ungüentos son sólidos a temperatura ambiente y, al extenderlos sobre la piel, se reblandecen. Se pueden utilizar para tratar los problemas musculares, aunque es más habitual que se apliquen para cicatrizar heridas.

¿CUÁNDO Y CUÁNTO DEBES TOMAR?

Cada planta puede tener sus propias indicaciones. Como regla general te recomendaría que tomes las plantas antiinflamatorias, como pasa con los tónicos, a primera hora de la mañana, tras despertarte, para obtener su mayor eficacia. Los tratamientos antirreumáticos y los sedantes conviene administrarlos a última hora, antes de acostarse.

La dosis genérica de los preparados con tinturas es la siguiente: en adultos, de 30 a 50 gotas; en caso de personas mayores o de adolescentes, no más de 40 gotas, y en niños, de 20 a 30 gotas.

Cuando el tratamiento se prolonga durante varias semanas, suelo aconsejar esta regla: cada veinte días de consumo al mes, diez de descanso; o dos meses de tratamiento, y uno de descanso. Son, como digo, normas generales, que puedes consultar con el especialista si tienes dudas.

PLANTAS RELAJANTES MUSCULARES

Cuando alguien se queja de molestias en las cervicales, lo primero que le duele son los músculos. Por eso, para tratar el trastorno, los relajantes musculares son la primera opción. En los preparados se suelen combinar plantas antiinflamatorias y relajantes, y no siempre es necesario. La contractura puede producirse sin inflamación y con las plantas relajantes basta para aliviarla. Por ejemplo, si es una contractura causada por problemas emocionales o por una mala postura, y no hay ninguna lesión, se curan solo con relajantes y un masaje. Si la contractura persiste, con el tiempo sí se puede inflamar. Entonces, se tendrá que combinar estos relajantes con plantas antiinflamatorias, como las que se indican a continuación:

- Pasiflora (*Passiflora incarnata*). Este arbusto trepador, originario de las selvas tropicales de América, es útil porque relaja, calma el dolor y favorece la recuperación. Contiene flavonoides y fitosteroles y está indicada en caso de contracturas, calambres, torceduras y desgarros.

La pasiflora es un relajante y analgésico general, que interviene en el sistema nervioso, gracias a sus efectos calmantes y relajantes. Incluso puede ayudar a disminuir la tensión arterial y el ritmo cardíaco y, por tanto, ser beneficioso en problemas del sistema circulatorio.

La partes de la planta que se utilizan son las sumidades aéreas —puede contener las flores y los frutos—. La mejor manera de tomarla es en infusión, con plantas calmantes y remineralizantes, tres tazas al día; o en extracto líquido, tres dosis de 30 a 50 gotas.

- **Melisa (*Melissa officinalis*).** Es una planta herbácea perenne. *Melisa* significa en griego 'la planta de las abejas', por el interés que los insectos ponen en ella. Si frotas la planta fresca sentirás que emana un aroma parecido al del limón.

  Antiguamente, se usaba mucho como tratamiento contra el nerviosismo y el insomnio, mediante un preparado que denominaban agua de melisa, ya que, efectivamente, entre sus propiedades más reconocidas, está la acción sedativa. Puede ser útil en tratamientos de problemas cervicales por estrés, nervios o ansiedad, acompañados o no de insomnio. Además, la melisa tiene propiedades analgésicas de gran ayuda para mitigar las dolencias provocadas por la tensión, como dolores de cabeza y de cuello, al igual que para tratar problemas como las molestias menstruales o los dolores de oído.

  En dolencias leves, puede tomarse en infusión. Para elaborarla se utilizan las hojas —no se usan los tallos ni las partes duras— y es suficiente con agregar agua hervida. Puede tomarse a diario. La melisa también se comercializa en cápsulas, de mayor concentración, por lo que para consumirlas así hay que seguir las indicaciones que marque el médico.

• **Lavanda (*Lavandula angustifolia*).** Las lavandas son plantas aromáticas endémicas de la región mediterránea que crecen en prados secos y malezas. En nuestro país contamos con cinco especies, y al menos a tres se le atribuyen efectos medicinales. La más usada por los herbolarios es la lavanda oficinal o espliego, una mata leñosa de hojas alargadas y estrechas, grisáceas y muy olorosas, con flores azules reunidas en espigas densas.

Su nombre procede del latín *lavandere*, en alusión a sus propiedades depurativas. Los ramilletes se han usado desde antiguo para perfumar ropa y estancias, y su aceite, en baños y masajes, como sigue ocurriendo en la actualidad.

Contiene un aceite esencial, rico en linalol, alcanfor y cineol, además de ácido rosmarínico, flavonoides, fitosteroles y taninos. Se le atribuyen, como principales propiedades, las siguientes: sedante, antiinflamatoria, digestiva, antibacteriana, diurética, antiséptica y cicatrizante. Además, se utiliza para calmar los nervios, los ataques de pánico y para combatir el insomnio. Resulta muy adecuada, también, para favorecer la expulsión de gases y combatir la hinchazón abdominal y el mal sabor de boca.

Por otra parte, los ramilletes secos de lavanda se utilizan para aromatizar las habitaciones y para ahuyentar a los insectos en las tardes de verano.

Por su popularidad, la lavanda se prepara en todo tipo de presentaciones: infusión de planta seca, extracto líquido, tintura, cápsulas, oleato de lavanda —lavanda en baño maría con aceite de oliva—, aceite esencial por vía oral o tópica y en cremas y pomadas.

Para calmar la excitación nerviosa y la tensión muscular asociada al estrés, al sobreesfuerzo físico y a las malas posturas, te recomiendo un masaje con aceite de lavanda.

Está indicado especialmente para aliviar el dolor de las articulaciones en caso de reumatismo, lumbalgia y tortícolis. Se aplica en friegas suaves pero vigorosas sobre la zona dolorida, dos veces al día. Para preparar el aceite de masaje, se utiliza esencia pura de lavanda, que se combina con aceite esencial de romero —10 gotas de cada uno— y 100 ml de aceite de almendras dulces.

En tratamientos contra el estrés y el insomnio, se puede tomar lavanda en infusión simple, dos tazas al día —la última se toma una hora antes de acostarse; o bien combinarla con pasiflora —una cucharada sopera de la mezcla por taza de agua—. Se infunde unos diez minutos, se cuela y se toma edulcorada con una pizca de miel. Otra opción es preparar un baño relajante con esencia de lavanda —basta con echar 10 gotas.

- Lúpulo (*Humulus lupulus*). Se utilizó desde el siglo XIII en Europa en la elaboración de la cerveza, un uso que causó no poca resistencia por considerarse una planta maligna —es el único pariente botánico del cáñamo o marihuana—. Un siglo antes, Santa Hildegarda de Bingen le había atribuido propiedades especiales para disipar la melancolía y aliviar las dolencias del hígado.

Se cree que el nombre *lupulus*, que procede de *lupus* ('lobo'), puede aludir a su tendencia a enroscarse en los troncos de los árboles. Se trata, en efecto, de una planta enredadera, propia de bosques de ribera, con hojas grandes y palmeadas, flores masculinas de color verdoso y flores femeninas en forma de conos péndulos, con escamas que acogen en su seno unas glándulas aromáticas. El lupulino es el polvillo amarillento que recubre los conos, y se obtiene sacudiéndolos ligeramente. Es rico en esencia, y se le atribuyen efectos sedantes y relajantes, con los que ayuda a reducir la tensión muscular en las contracturas. Se recomienda tomar de 250 a 450 miligramos de una a tres veces al día.

Entre las situaciones más usuales en las que su uso está contraindicado destacan las siguientes: insuficiencias respiratorias, medicación con ansiolíticos y embarazo.

Como también se le atribuyen propiedades para aliviar el insomnio crónico o puntual, los ataques leves de ansiedad, las taquicardias, las neuralgias y las jaquecas, no es mala idea colocar un saquito de planta seca bajo la almohada.

- **Valeriana (*Valeriana officinalis*).** Es seguramente la más popular de las plantas relajantes. Su uso se ha extendido como método para inducir al sueño y mejorar su calidad, puesto que es un sedante del sistema nervioso central muy eficaz. Hay textos sobre los beneficios de la valeriana que se remontan a la época de los griegos, aunque nos ha llegado a través de su nombre romano, que significa 'la que vale, la que está bien'. En la planta se encuentran más de un centenar de componentes químicos activos, pese a lo cual no se han encontrado en ella efectos negativos, si se usa de manera moderada, lo que ha incrementado su popularidad.

Lo más habitual es prepararla en rizomas y raíces secas: de 1 a 3 gramos en infusión o decocción. Se recomienda tomar una taza de infusión de valeriana antes de acostarse.

PLANTAS ANTIINFLAMATORIAS

Cuando hay afectación articular se produce inflamación, por lo que ya no bastan los relajantes y hay que acudir a los antiinflamatorios. Incluso si tienes una hernia, te puedo recomendar tratamientos con antiinflamatorios de fitoterapia. No todas las hernias se han de operar ni en todas se necesitan obligatoriamente fármacos potentes para frenar la inflamación. Dependerá de cada caso.

Como, además de inflamación, siempre hay contractura, combinaremos el antiinflamatorio con uno o varios relajantes de los que hemos visto. Las combinaciones son diversas. Una puede irte mejor a ti, y otra con la que tú no notas tanto efecto puede ser útil a otra persona. Igual que a una persona le hace más efecto un fármaco antiinflamatorio u otro. En general, el harpagofito y el árnica son los aintiinflamatorios que se utilizan más. Al igual que las plantas relajantes, su principal ventaja es que no tienen los efectos secundarios de los fármacos. No afectan a la atención en las tareas y —algo muy importante si tienes el estómago delicado— no es necesario tomarlos junto con protectores estomacales, porque no son tan agresivos con la mucosa gástrica.

Estas son las plantas antiinflamatorias más adecuadas:

- **Árnica (*Arnica montana*).** Es una planta alpina antiinflamatoria. Es considerada la gran aliada del deportista, porque es muy utilizada para tratar lesiones que se producen durante el ejercicio. Es el más eficaz entre los antiinflamatorios de uso externo. Tiene también efectos analgésicos (calma el dolor), antisépticos (protege la herida) y cicatrizantes. Desinflama y calma las luxaciones, las contracturas, los esguinces, las tendinitis, las inflamaciones articulares y las heridas con hematoma.

  Se aplica solo por vía externa, en emplastos de la planta fresca, o bien en friegas o baños de la infusión, en tintura o, mejor aún, macerada en aceite de oliva como linimento.

- **Harpagofito (*Harpagofitum procumbens*).** El extracto de esta planta se considera el mejor recurso de herbolario para tratar problemas reumáticos, por sus excepcionales virtudes antiinflamatorias y analgésicas. En algunos países, como Alemania y Francia, está catalogado directamente como medicamento antiinflamatorio y se receta como tal. Como en tantos otros aspectos relacionados con los tratamientos naturales, en nuestro país seguimos muy retrasados en este punto.

La administración por vía oral es la que ha demostrado mayor eficacia frente al dolor cervical y de espalda, recurrente o crónico. También es efectivo en el tratamiento de tensiones por las malas posturas.

El harpagofito contiene, entre otros activos beneficiosos, harpagósido, al que se le atribuye su potente acción antiinflamatoria, además de fitosteroles, flavonoides, ácidos triterpénicos y pequeñas proporciones de aceite esencial. Se le atribuye, por otra parte, acción diurética, antiespasmódica y, por sus usos tradicionales, también hipoglucemiante y cicatrizante. Varios estudios científicos han avalado la eficacia de los extractos de harpagofito para aliviar el dolor y rebajar la inflamación en trastornos de los huesos y las articulaciones, con un efecto equiparable a los fármacos antiinflamatorios no esteroideos (AINE), con los que se puede combinar en caso de necesidad. Para ser útil debe contener un mínimo de 9,5 miligramos de harpagósido —el elemento antiinflamatorio— por cápsula y ha de tomarse de ocho a doce semanas. Se indica también en caso de artritis reumatoide y en principios de artrosis. En cualquier caso, puede ayudar a reducir la ingesta de fármacos o sustituirla.

La forma más usual de tomarla es en cápsulas, de 2,5 a 3 gramos diarios en tres dosis, en función de la intensidad del dolor. Se puede encontrar también en polvo (hasta 3 g diarios en tres dosis), en extracto líquido, tintura alcohólica (50 gotas al día disueltas en agua o zumo) y planta seca para decocción. El consumo de harpagofito es en general bastante seguro, aunque hay que ceñirse siempre a las dosis prescritas. Pero por prudencia y a falta de más estudios, se desaconseja durante el embarazo, la lactancia y en menores de doce años. Tampoco se recomienda en caso de gastritis o úlcera gastroduodenal —ya que aumenta los jugos gástricos—, ni de cálculos biliares. Por otro lado, conviene consultar al médico si se toma medicación, pues puede haber incompatibilidades —por ejemplo, con la warfarina, los antiácidos y fármacos tan comunes como el omeprazol, el diazepam o la loperamida.

- **Cúrcuma (*Curcuma longa*).** Además de tener fama como anticancerígeno hay que resaltar su potencial antiinflamatorio, gracias a la curcumina, cuya potencia es equivalente a la de los fármacos más usuales, como el ibuprofeno. La actividad de la cúrcuma se aproxima a la de estos fármacos antiinflamatorios, sin sus efectos secundarios. En los últimos cuarenta años se han publicado más de cinco mil artículos sobre la cúrcuma o sus componentes. La mayoría responden a investigaciones con animales, aunque cada vez se hacen más estudios clínicos con personas. Si se asimila bien, la curcumina, que es el compuesto activo de la cúrcuma que nos interesa, combate la oxidación de los tejidos, reduciendo su irritación y deterioro. De ahí la eficacia de esta raíz medicinal frente a los trastornos inflamatorios y neurodegenerativos.

La curcumina aislada no es bien asimilada por el organismo; no se absorbe bien y no llega a los tejidos, así que no puede actuar y es rápidamente eliminada. Por tanto, este condimento se puede añadir a toda clase de platos, mejor mezclado con un poco de pimienta, que ayuda a que se absorba mejor —gracias a la acción de la piperina, su compuesto picante, que aumenta su absorción en una media del 158 %.

No se puede afirmar que la cúrcuma como condimento sea totalmente eficaz en las crisis dolorosas. En este caso están indicadas, además de la especia en las comidas, las cápsulas de extracto de cúrcuma con un 95 % de curcuminoides y compuestos que aumentan su biodisponibilidad. Se toman de 350 a 500 miligramos de extracto seco de la raíz de una a tres veces al día. Sin embargo, se ha de evitar su uso si se sufre de cálculos biliares.

Es recomendable en caso de artritis o artrosis y de problemas en las articulaciones en general; también en inflamaciones de la mucosa intestinal, como colitis, enfermedad de Chron, celiaquía o intolerancias alimentarias.

- **Pimienta negra (*Piper negrum*).** Detrás de este nombre en latín no hay más que la conocida pimienta que usamos de condimento. Además de ser muy útil para potenciar los beneficios de la cúrcuma, tiene otras propiedades que también pueden servir eficazmente a tu organismo. La pimienta ayuda a la digestión, pues libera ácido clorhídrico, necesario para digerir las proteínas y estimular las enzimas digestivas del páncreas. También en colaboración con la cúrcuma, puede ejercer un poder antioxidante para nuestros tejidos. Protege del daño oxidativo de los radicales libres, uno de los factores que inciden en el envejecimiento de la piel.

Su dosificación y uso como condimento son los normales. No te recomiendo que hagas un empleo excesivo para conseguir sus efectos beneficiosos pues no es necesario. Y ten en cuenta de que puede interactuar con algunos medicamentos, así que hay que consultar con el médico en caso de que estés en tratamiento. Si te preguntas por qué se recomienda la pimienta negra y no la blanca, la respuesta es que los principios activos en la blanca son bastante menores.

- Boswellia (*Boswellia serrata*). Su resina contiene un componente —el ácido boswéllico— con potentes efectos antiinflamatorios y antiartríticos. Esta planta es originaria de la India, donde su uso se extendió a través de los métodos tradicionales empleados para curar la artritis. Por tanto, como las otras plantas que hemos visto, puede ser un sustituto de los fármacos antiinflamatorios no esteroides habituales. De hecho, un estudio publicado por el Centro Nacional para la Información biotecnológica (NCBI, por sus siglas en inglés), en Estados Unidos, constataba que el uso combinado de la boswellia y la cúrcuma era más efectivo que los AINE. De todas formas, en occidente se han realizado análisis clínicos más centrados en los efectos de los extractos de la resina de boswellia en otras enfermedades como el asma y la colitis ulcerosa.

Se toman de 350 a 450 miligramos de extracto de una a tres veces al día. No hay ningún registro confirmado de efectos adversos, lo cual no quiere decir que no se tenga que tomar con prudencia. Las consecuencias a largo plazo no se han establecido. En este, como en cualquiera de los tratamientos de fitoterapia que estamos viendo, no hay que olvidar que el hecho de que sean productos naturales no significa que sean totalmente inocuos. No es necesariamente así, por lo que siempre se ha consultar al respecto. Por ejemplo, hay indicios de que puede reducir los efectos de fármacos antiinflamatorios, de que puede provocar reflujos ácidos en la digestión y, como en otros casos, riesgo de aborto en las embarazadas.

- Ají o pimiento picante (*Capsicum*). El *capsicum*, comúnmente conocido como chile tabasco o ají, también puede ser el pimiento picante, la pimienta de cayena y la paprika entre otros. Todas son plantas de la misma familia, las solanáceas. Han sido usadas popularmente en diferentes culturas tanto en recetas de cocina como en la medicina tradicional por sus propiedades curativas. Su secreto está en que el extracto de *capsicum* tiene capsicina, una sustancia que puede disminuir la sensación de dolor y la inflamación cuando se aplica sobre la zona afectada. Por eso, la presentación más común es en crema. Puede aplicarse en el tratamiento de dolores musculares, articulares y reumáticos mediante un masaje suave para que penetre bien la crema. Se suele aconsejar en caso de artritis reumatoide o artritis de huesos, aunque no solo alivia estas afecciones, no las cura.
- Uña de gato (*Uncaria tomentosa*). En las selvas tropicales húmedas, sobre terrenos mal drenados o próximos a los cursos fluviales, desde Panamá hasta Bolivia y Brasil, crece un género de plantas muy conocidas y por los pueblos indígenas de la zona, que aprovechan sus propiedades. Son las uñas de gato, entre las que destaca la especie *Uncaria tomentosa*, que cuenta con mayores aplicaciones medicinales. Es una liana de hasta 30 metros de largo, con ramas armadas de grandes espinas. La uña de gato ha sido sometida a estudios clínicos que han subrayado sus propiedades antiinflamatorias, antioxidantes, antivíricas e inmunoestimulantes. Por tanto, se usa ante todo como aintiinflamatorio en el tratamiento de la artritis reumatoide, la artrosis y la gota. No es una planta inocua, y en dosis altas puede causar problemas gastrointestina-

les. Por tanto, hay que ajustarse a las indicaciones del herborista o del médico que la aconseje. Se presenta en forma de cápsulas, polvo, extracto seco y corteza para decocción. Para preparar la tintura de uña de gato usaremos la proporción 1:5 en alcohol del 70 %. Toma 100 gotas diluidas en un poco de agua por la noche.

A continuación, te voy a dar una opción que puede serte útil en caso de dolor reumático cervical o de cualquier otro relacionado con las articulaciones: una tisana en la que combinaremos uña de gato con harpagofito y anís estrellado, que le da un mejor sabor. Se colocan todas las plantas a partes iguales—una cuchara en total de cada una— y se hierven en medio litro de agua durante cinco minutos. Se deja en reposo la infusión otros diez minutos y se cuela. Se puede ir bebiendo durante todo el día.

Por lo que se refiere a productos preparados, se suele recomendar la toma de 400 a 900 miligramos de extracto de valeriana dos horas antes de irse a dormir durante treinta días, o de extracto de valeriana de 120 miligramos, con extracto de melisa de 80 miligramos tres veces al día. No debe seguirse el tratamiento más de un mes. Se comercializa otra combinación a base de extracto de valeriana de 187 miligramos y extracto de lúpulo de 41,9 miligramos por comprimido. Su dosificación indica la toma de dos comprimidos al acostarse durante veintiocho días.

14

AROMATERAPIA Y FANGOTERAPIA

Según mi opinión personal acerca de cómo elegir un tratamiento para el dolor cervical, en un primer momento es mejor escoger métodos suaves. Si no hubiera respuesta, entonces sí optaría por terapias más intensas. Por eso, antes de recurrir a procedimientos más agresivos, démosle una oportunidad a la metodología naturista. Además de la fitoterapia, se puede completar con aromaterapia y técnicas con fangos. Tanto estos como la acupuntura son herramientas efectivas en el tratamiento de las las cervicales.

¿EN QUÉ CONSISTE LA AROMATERAPIA?

Consiste en el uso de aceites esenciales con una finalidad terapéutica, que proviene de la fitoterapia. El aroma del aceite esencial produce un efecto directo sobre el cerebro, lo que explica parte de sus propiedades saludables. Los olores actúan sobre el sistema límbico, la zona cerebral que parece actuar directamente con el sistema nervioso periférico. Este es el responsable de las emociones y los instintos, pero también se relaciona con la memoria y la secreción de hormonas. Por eso, los aromas pueden influir sobre los sistemas nervioso y endocrino. Un olor puede provocar una respuesta compleja del organismo entero; nos trae recuerdos, emociones, sensación de tranquilidad...

La aromaterapia como tal se conoce desde 1920, aproximadamente. Si bien Francia fue la cuna de esta ciencia y también del arte de la perfumería en Europa, Gran Bretaña creó a su vez una de las principales escuelas. La aromaterapia se usa en el masaje, y se incluye en un texto sobre cervicales, porque los aromas pueden reducir la tensión mental, mientras las manos alivian la tensión física —trabajando sobre el sistema circulatorio o con efecto descontracturante o relajante—. Hay aceites esenciales adecuados para cada tratamiento. Así, para tratar una contractura de tipo mecánico no se necesitarán los mismos aceites esenciales que en el caso de una contractura causada por estrés o de tipo emocional. La aromaterapia nos permitirá, pues, personalizar aún más el masaje y mejorar nuestros resultados.

¿QUÉ SON LOS ACEITES ESENCIALES?

El aceite esencial es una sustancia que procede de las plantas frescas. Lo genera la planta en su interior y en otras partes —hojas, flores, frutos, corteza o semillas—, y lo utilizan como defensa contra los insectos y los parásitos. En aromaterapia, el conocimiento de la especie botánica es muy importante. Como son sustancias muy potentes, su uso exige conocer bien las propiedades de cada aceite con el fin de aplicarlo de forma segura. Existen familias botánicas de especies muy semejantes, pero con propiedades diferentes, como la familia de las labiadas (o lamiáceas), donde encontramos el género *lavándula*, con especies como la lavanda, el espliego o el lavandín.

El aceite esencial no se mezcla en agua, sino en aceites vegetales o en alcohol, y es muy volátil. Como sustancia orgánica, debe protegerse de las fuentes de luz y del calor para conservar sus propiedades. Debe conservarse en envases de vidrio —nunca de plástico— que no sea trasparente y ha de mantenerse bien cerrado para evitar la oxidación. Por último, cabe señalar, como característica general, que todos los aceites esenciales poseen propiedades antiinfecciosas.

Nunca se ha de tomar por vía oral, a no ser que lo haya prescrito el médico expresamente. No será así en el caso de los problemas cervicales. Al igual que en la fitoterapia, se ha de preguntar primero al profesional en caso de embarazo, pues con el uso de algunas de estas sustancias hay riesgo para el feto. Igualmente, el uso en niños debe limitarse, pues su masa corporal no es la misma que la de un adulto. Por tanto, esto ha de tenerse en cuenta antes de aplicar aceite esencial a un niño. Normalmente, la mitad de la cantidad que se aplica a un adulto es suficiente. Asimismo, en ancianos o incluso en personas con una piel muy sensible, puede seguirse el mismo criterio para evitar posibles problemas.

LOS MEJORES ACEITES PARA LAS CERVICALES

A continuación, explicaremos las propiedades de algunos de los aceites más utilizados en el cuidado de las cervicales.

- Lavanda (*Lavanda angustifolia*). La más conocida proviene del sur de Francia. Su aroma suave, dulce y floral ha convertido a este aceite esencial en el más conocido y utilizado en aromaterapia desde el inicio de esta técnica.

  Es un aceite calmante, equilibrante y regulador, a todos los niveles. También tiene efectos cicatrizante y antiinflamatorio leves. Estas propiedades lo convierten en un aceite muy utilizado en mezclas para el trabajo en pieles sensibles o ligeramente irritadas, así como para tratar problemas de nerviosismo, ansiedad y estrés. Su baja toxicidad permite su aplicación directa sobre la piel (1 o 2 gotas), por ejemplo, para aliviar el dolor de cabeza.

- **Romero (*Rosmarinus officinalis*).** Esta planta (arbusto) es también muy conocida en Europa. En el campo del masaje cervical nos interesa el romero tipo alcanfor, que presenta mayor eficacia para el trabajo descontracturante muscular. Tiene un efecto antinfeccioso elevado, y también acción estimulante y antiálgica. Está indicado para tratar el dolor muscular, los problemas circulatorios y la fatiga. Su efecto sobre la circulación y el sistema nervioso es potente, por lo que existe bibliografía que desaconseja su uso en personas que padezcan hipertensión.

- **Alcanfor (*Cinnamomum camphora*).** Cuentan que Marco Polo fue el primer europeo que vio este árbol durante sus viajes a China. La esencia, que está presente en las ramas y el tronco, se utiliza para dar calor, estimular la circulación de la sangre y, sobre todo, para desinflamar y aliviar los dolores causados por algún desgarro muscular. No es recomendable su aplicación en personas con la presión arterial alta.

CÓMO PREPARAR UN ACEITE DE MASAJE

Los aceites esenciales no se aplican directamente sobre la piel, deben diluirse en un aceite base, preferiblemente vegetal, de primera prensada en frío, para que contenga todas sus propiedades —de aceite de almendras dulces, de avellana, de jojoba o de pepita de uva—. La siguiente concentración se utiliza como estándar: por cada 20 mililitros de aceite base, 10 gotas de aceite esencial, para tratamientos corporales —en tratamientos faciales, si quisieras extender el masaje a la cara, serían 5 gotas—. Para que la aromaterapia sea efectiva, los aceites esenciales deben ser puros y de buena calidad. Hoy en día existen distribuidores que ofrecen buenos productos, pero es fácil encontrar aromas sintéticos, rectificados o adulterados, de aroma agradable pero cuyas propiedades terapéuticas son inexistentes. La manera de tener certeza de la calidad del aceite que vas a comprar es acudir a un establecimiento —herboristería o parafarmacia— de confianza.

TRATAMIENTO CON ARCILLAS

La aplicación de arcilla se recomienda para aliviar el dolor, reducir la inflamación y acelerar la recuperación. La fangoterapia, como se denomina esta técnica, es una aplicación derivada de la geoterapia —tratamiento con tierra—, aunque, como he explicado antes, la tierra que se usa básicamente es la arcilla, que procede de la descomposición de las rocas. Se aplica como base, sola o mezclada con agua. En su composición química encontramos silicato de aluminio mezclado con oligoelementos, que son los que forman las distintas clases de arcilla. Existen tres tipos: arcilla blanca o kaolita; verde, parda o gris —rica en magnesio y silicio—, y roja —con un alto contenido en hierro en forma de óxidos—. Las arcillas blanca y verde suelen ser las más utilizadas para los tratamientos cervicales.

Las arcillas pueden usarse calientes o frías. Las primeras se utilizan cuando hay dolor pero no hay inflamación. La artrosis es un caso típico, ya que provoca dolor pero no inflamación. Entonces tomamos algún analgésico y nos colocamos una arcilla en forma de fango caliente, que mejora las molestias en la zona afectada. Las arcillas calientes también son adecuadas para tratar problemas de estrés.

Si mezclamos arcilla en polvo secada al sol con agua hirviendo, obtenemos fango caliente. Podemos aplicarlo directamente sobre la piel —una capa no muy gruesa, de medio centímetro a un centímetro de grosor— con una gasa estéril para evitar irritarla. A continuación, cubrimos la zona con papel osmótico para que toda la acción vaya hacia la piel y así aprovechemos al máximo su acción terapéutica. Una vez colocado el fango, lo dejaremos durante unos veinte minutos —tiempo suficiente— y lo retiraremos después con una esponja mojada o con una ducha. El fango sobrante puede guardarse en un recipiente no metálico y aprovecharse calentándolo de nuevo al baño maría, nunca con fuego directo. El fango se aplica en la zona dolorida, de una a tres veces al día, hasta que se produzcan una mejoría. Por último, ten en cuenta el fango se aplica con una espátula de madera, sin tocarlo con las manos para evitar que se contamine.

Si hay inflamación, recurrimos a las arcillas frías. Se utilizan para reducir la inflamación, que se puede haber producido por un golpe o un mal gesto al girar la cabeza (latigazo cervical o cervicobraquialgia). Aunque podemos prepararlos mezclando la arcilla con agua fría, existen en el mercado diversos fangos fríos ya preparados, que incluso incorporan aceites esenciales, o bien podemos combinarlos con los que más nos interesen.

Con el paciente sentado y con fango frío aplicado sobre las cervicales, los especialistas utilizamos, por ejemplo, digitopresión axial o reflexología, métodos que explicaremos al hablar de los tratamientos. En casos de traumatismos o de dolor muy intenso se puede colocar fango frío y potenciar su acción antiinflamatoria aplicando hielo. Cada elemento ha de actuar durante un tiempo determinado —una hora, el fango frío, y veinte minutos, el hielo local—. La cantidad de fango frío ha de ser de unos 2 centímetros, ya que al envolverlo con papel osmótico, por causa de la presión, quedarían zonas a las que no llegaría su aplicación.

PLANTAS REMINERALIZANTES

Por último, en caso de que el problema cervical haya afectado básicamente a la musculatura, puede serte útil tomar un suplemento natural para reequilibrar el déficit de minerales que los problemas musculares han puesto en evidencia. Así, ayudarás a devolver a los músculos del cuello su pleno rendimiento. Para ello contamos con dos buenas opciones:

- **Cola de caballo.** Muy adecuada por ser rica en sílice, potasio y magnesio, ayuda a reparar los tejidos dañados y a devolverles elasticidad. Además, tiene un efecto depurativo. La puedes tomar en infusión —tres vasos al día, y mejor con plantas de sabor agradable— o bien en cápsulas —hasta 1 gramo dos veces al día—. También se comercializa en extracto líquido.
- **Avena.** Este cereal es otro gran reconstituyente que combate la debilidad física. Te aporta minerales —hierro, sílice, cinc y manganeso— y vitaminas.

15

LA IMPORTANCIA DE LAS TERAPIAS MANUALES

Cualquier técnica aplicada con las manos, con una finalidad terapéutica o de relajación, es una terapia manual. Como médico, masajista y osteópata tengo plenamente comprobadas la utilidad y los beneficios de estas técnicas. Recuerdo la displicencia con la que me trataban hace años mis colegas cuando me iniciaba en la medicina naturista. Hoy son muchos los profesionales que se preparan en cursos específicos sobre estas técnicas. Existe un interés enorme por las terapias manuales, tanto porque los profesionales han comprobado su eficacia, como porque cada vez son más los pacientes que las solicitan a la vista de sus resultados.

Las cosas han cambiado, pero no lo suficiente. Si recuerdas, cuando hablábamos de la conveniencia de abordar los dolores cervicales desde un punto de vista multidisciplinar, ya apuntaba la falta de reconocimiento y de un título oficial de estas especialidades en España. La situación no es igual en toda Europa. De este modo, si la profesión de masajista estuviera bien regulada, los médicos traumatólogos podrían enviar a sus pacientes al masajista para realizar una terapia individual y profesional. Las técnicas de masaje podría realizarlas un médico, un osteópata o un fisioterapeuta. Aunque el masajista es el que debe tener un conocimiento más exhaustivo para llevar a cabo la variedad de tratamientos necesarios. Así, podría aplicar técnicas individualizadas y con tiempo, algo mucho mejor que los protocolos de rehabilitación que se realizan actualmente y que consisten en pasar de máquina en máquina, de terapeuta en terapeuta, cada cinco minutos.

EL ARTE DE COMBINAR TÉCNICAS

No me gusta el camino que está tomando hoy en día la medicina, basado en consultas apresuradas y cuyos protocolos llevan a solicitar pruebas diagnósticas de buenas a primeras. Se piden resonancias y radiografías, cuando sabemos lo perjudiciales que pueden ser estas últimas. Yo creo en la conveniencia de interrogar al paciente, de inspeccionar y explorar antes de realizar las pruebas. También creo en un tratamiento eficaz y completo, que minimice el uso de medicamentos con efectos secundarios. Unos problemas determinados requieren unas técnicas muy concretas, mientras que otro trastorno puede tratarse eficazmente de distintas maneras. Una apendicitis aguda necesita una operación de urgencia, sin embargo, el tratamiento de una contractura muscular tiene varios enfoques. Debemos buscar aquella técnica manual más adecuada para los distintos tipos de dolencias cervicales. A veces, será una técnica sola; otras veces, la combinación de varias. Lo que más me gusta, como masajista, es la posibilidad de combinarlas para conseguir mejores resultados.

Los beneficios de estas técnicas para tratar los problemas de salud se explican por la acción de las manos sobre los músculos y las fascias —el tejido que envuelve todas las estructuras corporales—, con efectos sobre el sistema circulatorio y neurovegetativo. Además de las técnicas concretas, hay que tener en cuenta la sensibilidad que desarrolla el especialista. Los dedos sienten. A través del tacto se percibe la textura del tejido y se descubre la necesidad de aplicar una maniobra con una velocidad, un ritmo y una técnica determinados. Por eso, no hay dos pacientes iguales y cada uno requiere un tratamiento personalizado. Y, por encima de todo, el profesional debe ser honesto y saber cuándo puede ayudar y cuándo no. Ya lo hemos comentado: si acudes a mi consulta con dolor cervical causado por un herpes, no podré ayudarte y te remitiré a un acupuntor. Si creo que sí puedo ayudarte, te daré un margen de tres o cuatro sesiones para que empieces a notar resultados positivos. El cuerpo no tarda años en reaccionar. Así que si un tratamiento no produce buenos resultados en ese período, es porque necesitas algo más.

El profesional decide el mejor tratamiento para cada situación. En los siguientes apartados vamos a ver todas las terapias manuales que pueden ayudarte.

QUIROMASAJE Y MASAJE TERAPÉUTICO

La voz de origen griego *quiro* significa 'mano'. El creador del quiromasaje, mi maestro y padre adoptivo, el doctor Vicente Lino Ferrándiz, siempre quiso destacar que se trata de un masaje realizado sin aparatos, algo importante en 1943, cuando se empezaba a dar más importancia a las máquinas en la recuperación de la salud. El masaje terapéutico puede aportarnos maniobras descontracturantes y relajantes orientadas básicamente a mejorar los problemas musculares. El masaje es valioso en sí mismo, no sustituye a nada ni puede ser sustituido. Es una herramienta que contribuye a que el organismo recupere el equilibrio, sobre todo si forma parte de un tratamiento completo, junto con una dieta, el uso de plantas medicinales, la práctica de ejercicios adecuados o la administración de medicamentos, cuando sean necesarios.

La secuencia del masaje cervical empieza por una toma de contacto. Se presiona ligeramente sobre la zona alta de la espalda y el cuello para notar el tono muscular, el grado de relajación o de tensión y si esa presión resulta molesta. A continuación, se explora con las yemas de los pulgares las apófisis espinosas, que, como ya sabes, son las prominencias óseas que salen de la parte posterior de las vértebras. También se palpan los cordones musculares paravertebrales con las yemas de los dedos. Con las manos se aplica presión —de forma ascendente y descendente— para separar esos cordones musculares.

La maniobra esencial para la zona cervical en la movilización con toalla, que actúa relajando de manera indirecta la zona, es muy útil cuando el trabajo directo sobre la musculatura cervical podría ser doloroso. Es una manipulación con un notable efecto relajante. Tú reposas boca arriba y el masajista te coloca una toalla doblada bajo la zona occipital, sujeta los extremos y eleva la toalla evitando que la cabeza caiga hacia atrás. Empieza un leve movimiento de rotación, que irá aumentando progresivamente en amplitud. Cuando se llega al máximo movimiento de rotación hacia un lado y hacia el otro, se disminuye el movimiento poco a poco hasta llegar de nuevo a la posición de reposo.

Toda la maniobra debe practicarse a un ritmo muy lento. Existe la idea de que el masaje debe ser doloroso e incluso de que esa es la única manera de que sea eficaz. No es verdad. Nunca debes salir de la sesión peor de cómo has entrado. Eso significa que se ha trabajo mal o con demasiada fuerza.

TÉCNICAS FASCIALES

Los diferentes músculos del cuello —como los de todo el cuerpo— están envueltos por membranas de tejido rico en agua y colágeno, denominadas fascias. Estas no solo empaquetan los músculos, sino todos los otros tejidos de nuestro organismo —huesos y órganos— y los conectan entre sí. Así que deberíamos hablar mejor de fascia, pues es solo una la que lo envuelve todo a nivel muscular, por tanto, más interno. Los órganos y los músculos deben tener su protección. Y, para facilitar el movimiento, las fascias tienen un deslizamiento. La fascia tapiza literalmente la columna vertebral, para mantener cohesionadas las vértebras y permitir que la columna tenga la flexibilidad para hacer los movimientos cotidianos. En suma, el sistema fascial se extiende por todo el organismo, compactándolo y dándole forma.

Las fascias establecen franjas tensionales que sirven para mantener una parte del cuerpo —en este caso el cuello— en una posición. Las posturas diarias afectan a estas líneas de tensión. Cuando el cuerpo está mal alineado, una cadena fascial puede trabajar más de lo que le corresponde. Entonces, se tensa y se acorta. Si, por el contrario, no hay movimiento, la fascia se puede acabar secando. La fascia tiene células que absorben agua, y estas necesitan el movimiento para estar activas. Por eso, si estamos quietos varias horas, por ejemplo en un avión o después de ver una película, cuando nos intentamos mover no nos estiramos del todo. Estamos como abotargados. Necesitamos movernos un poco para que la fascia recupere la hidratación y la capacidad de estiramiento.

Cada fascia, además, está repleta de sensores, cada uno de los cuales está conectado a un nervio para informar, entre otras funciones, al sistema nervioso central sobre las tensiones mecánicas que experimenta dicho tejido. Las malas posturas y el estrés acaban tensionando el tejido fascial de los músculos del cuello, que se denomina cadena miofascial —*mio* significa 'músculo' del cuello—. Aunque la investigación del sistema fascial y de su tratamiento se inició durante la primera mitad del siglo xx, no fue hasta la década de los años sesenta cuando se multiplicaron sus estudios y comenzó a tener una importancia sobre todo en los tratamientos aplicados por la fisioterapia. La técnica de liberación miofascial se basa en la aplicación de movimientos y presiones sostenidas. Se empieza por la llamada fascia superficial, luego se pasa a la fascia muscular y, finalmente, a la fascia articular. Los movimientos del masaje específico ayudan a que la fascia mantenga su textura y que nos facilite el movimiento y el equilibrio.

DRENAJE LINFÁTICO

Recordemos que el sistema linfático es una red de vasos paralela al de la circulación de la sangre. Lo forman los ganglios y unos conductos por los que circula la linfa. La linfa es muy importante para el organismo, especialmente por el papel que tiene en la activación y movilización de las defensas del organismo. Otra de sus funciones es colaborar para que los líquidos del organismo puedan ser reabsorbidos por la corriente sanguínea.

Un masaje adecuado conseguirá la mejor movilización de la linfa desde nuestros ganglios. Evita su estancamiento, con lo que permite que siga circulando libremente por los vasos colectores y que las acumulaciones pasen a la corriente sanguínea, a través de las venas, para ser eliminadas. El drenaje linfático ha sido popularmente conocido por sus aplicaciones estéticas y adelgazantes, pues ayuda a eliminar toxinas y grasas. Sin embargo, nos interesa aquí porque también tiene propiedades drenantes y relajantes.

Este tipo de masajes no es adecuado en casos de traumatismo, ya que puede contribuir a extender el problema en lugar de difuminarlo. Pero es útil como analgésico y tranquilizante para la zona cervical. Eso sí, debe hacerse cuando estés relajado. Esto es especialmente importante, puesto que el estrés hace que el cuerpo se tensione y no se pueda trabajar de manera óptima. El masaje se ha de realizar lentamente y de manera suave y cuidadosa sobre la zona afectada. Suele tener una duración aproximada de dos horas, pero dependerá de las necesidades de cada paciente.

REFLEXOLOGÍA

La reflexología es una técnica ancestral, basada en la existencia a nivel neurofisiológico de correspondencias entre los meridianos energéticos, las fascias y el sistema nervioso vegetativo —el parasimpático—, y, por lo tanto, los sistemas y órganos internos: el aparato digestivo, el urinario, el respiratorio, etc. Resulta muy interesante utilizar esta técnica para tratar molestias cervicales cuando la inflamación no permite tocar el cuello, pues podemos tratar la dolencia a distancia a través de las fascias. Se pueden llevar a cabo técnicas reflexológicas sobre otras vértebras o sobre los pies, las manos o la cara. Así, a través del sistema vegetativo, podemos favorecer la relajación del área afectada.

DIGITOPRESIÓN

Es otra técnica muy concreta de masaje terapéutico. A veces, el masajista busca un principio de sensación de dolor y se frena. Busca ese punto para actuar a partir de él. Esos puntos dolorosos con cierta irradiación se denominan puntos gatillo y coinciden con los puntos de acupuntura de los que habla la medicina tradicional china. La técnica de digitopresión presiona en el punto cada vez un poco más, pero no demasiado, para que resulte molesto. Lo que se busca es que, poco a poco, «se saturen» las terminaciones nerviosas que hay en la zona, los detectores del dolor, y que acaben por no mandar la señal de dolor al cerebro. El procedimiento puede resultar muy calmante, sobre todo en casos de dolor crónico.

OSTEOPATÍA

Es un método terapéutico manual de carácter general, que busca el equilibrio de las estructuras del cuerpo. La alteración de esta armonía se denomina disfunción, que no siempre está relacionada con un problema de estructuras —de huesos, articulaciones u órganos—. Otras veces sí son causados por trastornos de estructura y la osteopatía las intenta solucionar equilibrando la disfunción. Si el osteópata te dice que el dolor de cuello se debe a la tensión muscular, el enfoque osteopático se centrará en aflojar los músculos tensos mediante un masaje local y estimular el suministro de sangre a la zona para ayudar a eliminar los productos de desecho —como el ácido láctico—. La tensión en los ligamentos y los tendones se tratará de una manera similar, aunque el osteópata también puede querer aumentar la fuerza en los músculos del cuello circundantes para tratar de estabilizar la región cervical.

La degeneración de las vértebras cervicales también podría modificar ligeramente la lordosis —la curva natural de la columna vertebral—. Cuando este problema afecta al cuello se llama cifosis cervical. El osteópata podrá aconsejarte la manipulación de los tejidos blandos para ayudar a realinear las vértebras y volver a estabilizar la curva natural en el cuello, lo que reducirá el dolor. Pero ha de quedar claro que la mayoría de las cifosis cervicales aparecen por otro problema, como una infección, osteoporosis o una lesión, y requerirán otros tratamientos.

QUIROPRÁCTICA

Como comentamos al hablar del abordaje multidisciplinar, la quiropráctica nació a partir de la osteopatía. Mientras esta trabaja todos los niveles del cuerpo, la quiropráctica solo actúa a nivel articular. Se basa en el desequilibrio articular de la columna y realiza maniobras muy precisas que actúan mecánicamente sobre todas las vértebras. Según esta especialidad, las enfermedades del cuerpo humano derivan de problemas articulares. A partir de esa filosofía inicial, se fueron extendiendo diversas técnicas y ramas diferentes. En Estados Unidos, sobre todo, es un método muy extendido y reconocido. Los programas de estudios dedicados a esta terapia duran varios años.

UNA DECISIÓN QUE DEPENDE DE TI

Como ves, existen varias maneras de afrontar los problemas cervicales. Hay personas que van al oesteópata, otras al quiropráctico, otras al psicoanalista y otras al monitor del gimnasio. Cada cual acaba escogiendo su opción. El desarrollo de las terapias manuales, salvando las distancias, se compararía al del yoga, en el que han ido apareciendo diversas escuelas a partir de una idea inicial.

Un tratamiento que no es estrictamente una terapia manual y que también quiero recordar aquí es la acupuntura, porque puede ser una opción beneficiosa cuando tienes un dolor tan agudo que no te puedo tocar los músculos. Su fin último es precisamente llegar con las agujas a unos puntos e intentar mitigar el dolor y relajar la musculatura. Por eso puede establecerse un trabajo complementario entre la acupuntura y alguna terapia manual para, una vez aliviado algo el dolor, empezar a trabajar la zona.

Cada paciente tiene una predisposición física y psíquica para aceptar un tratamiento u otro. Hay pacientes que nunca se dejarían hacer una manipulación cervical y, en cambio, otros la desean. Hay pacientes a los que les da miedo que les pongan agujas y otros que corren a que les hagan acupuntura cuando tienen dolor. Al aconsejar una técnica u otra, como médico osteópata, también tengo que valorar la eficacia del procedimiento y la predisposición del paciente.

16

PRINCIPALES PATOLOGÍAS DE LAS CERVICALES

El estrés, la ansiedad y las malas posturas están detrás de buena parte de los dolores y los problemas cervicales. Son los más fáciles de tratar y, por fortuna, los más habituales. Sin embargo, la variedad de patologías cervicales es muy amplia. Vamos a ver las más habituales.

DESGASTE CERVICAL

La artrosis, en general, es el desgaste de las articulaciones. Cuando afecta a la zona cervical, hablaremos de artrosis cervical o cervicoartrosis.

Has de saber que la aparición de la artrosis no es algo extraño. De hecho, en las radiografías de uno de cada cinco jóvenes de veinticinco años suelen aparecer signos de artrosis en las cervicales. Y prácticamente todos los adultos mayores de sesenta y cinco años tienen señales de artrosis. Esta patología muchas veces no produce ningún dolor. El cartílago no tiene nervios y, por tanto, no hay sensores del dolor. Cuando duele es porque se ven afectados los músculos, los tendones y los ligamentos que rodean las articulaciones de las vértebras. Se trata habitualmente de un dolor crónico.

ESGUINCE CERVICAL: FORZAR LA ARTICULACIÓN

Los esguinces en las articulaciones del cuello producen rigidez en la nuca, que impide girar o mover la cabeza, y dolor en los músculos del hombro. Se pueden producir por un giro brusco de la cabeza o por un golpe. Cuando la distensión es leve, el esguince se cura en unos pocos días. Después de producirse la lesión, se recomienda aplicar hielo durante las primeras veinticuatro horas y calor en los días siguientes, para abrir los vasos y que el riego sanguíneo ayude a mejorar la zona. Se puede tomar algún tipo de analgésico que alivie el dolor. En el caso de dolor o rigidez muy fuertes, o si los síntomas persisten más de dos o tres días, es aconsejable acudir al médico.

PROTRUSIÓN Y HERNIA DISCAL

El centro de los discos cervicales, que hay entre una vértebra y otra, es un núcleo pulposo que puede salirse de su zona filtrándose por entre la corteza que lo rodea hacia el exterior. Existen dos grados: si se sale del todo se llama hernia discal. Si no acaba de salirse, y simplemente abomba la corteza que lo envuelve, con lo que el disco se deforma, se llama protrusión discal. Una y otra pueden provocar dolor si pinzan un nervio. La principal diferencia entre las dos es que la protrusión no suele provocar un dolor tan fuerte como el de una hernia y tiene mejor pronóstico. Si no se trata, la protrusión sí suele acabar en hernia. Por otra parte, no es cierto que sea un problema propio de la gente mayor. Las protrusiones y las hernias aparecen con más frecuencia entre gente joven.

En todos los casos tendrás que ir al médico para que te derive al especialista: al traumatólogo, al osteópata, al fisioterapeuta, al quiropráctico o al neurólogo, si está afectando a los nervios centrales. Por fortuna, el 90 % de los casos se podrán solucionar sin operación. Se calcula que de cada 100.000 personas, unas 50 tendrán hernia cervical y solo cinco necesitarán operarse.

CONTRACTURA O SOBRECARGA MUSCULAR

Una contractura es una contracción muscular que produce un dolor agudo y limita el movimiento. La sobrecarga, en cambio, es una contractura pequeña que, aunque duela, no impide el movimiento.

Al parpar el músculo notaremos que está duro en toda su longitud, como si tuviera una especie de nudo, y que presionarlo o moverlo es doloroso.

La aplicación de calor un par de veces al día durante veinte minutos disminuirá el dolor, ya que relajará el tono muscular.

PINZAMIENTO DE LAS VÉRTEBRAS

Cuando se produce un pinzamiento vertebral un nervio está pinzado o comprimido. Puede ser causado por una protrusión o una hernia. El bloqueo de una o más vértebras es otro motivo que lo provoca. La forma como se produce este bloqueo determina en gran medida sus síntomas. Un pinzamiento supone una importante pérdida de movilidad, aunque esta depende de cómo los nervios que pasan entre estas vértebras queden atrapados por él. La terminación nerviosa afectada se encuentra inflamada y produce un dolor agudo por la zona por donde pasa, con lo que nos impide movernos libremente.

Entre las causas del pinzamiento cervical encontramos nuevamente las posturas inadecuadas en el trabajo y la falta de tono muscular. También se puede originar por un movimiento brusco o por la acumulación de un mal movimiento repetido en el tiempo. La causa más común es una postura incorrecta durante el trabajo delante del ordenador.

LATIGAZO CERVICAL

Es el resultado de un rápido movimiento de ida y vuelta del cuello. La causa más habitual de un latigazo cervical es un accidente de tráfico, aunque no es extraño que se dé practicando algún deporte, en un encontronazo con otro jugador o por una caída de esquí. Ya lo explicamos en el capítulo cuarto.

El tratamiento inicial más común consiste en la inmovilización de la zona afectada y la aplicación de frío en ella, y la administración de antiinflamatorios y relajantes musculares orales. Los ejercicios que te enseñamos en el siguiente capítulo podrán formar parte efectiva de la rehabilitación para recuperar poco a poco la movilidad. En los casos en los que quedan contracturas musculares residuales, los ejercicios, los masajes y la terapia manual acabarán de ayudar a solucionar estos problemas.

LA TORTÍCOLIS

Existe la falsa creencia según la cual en cualquier situación en la que no podemos mover el cuello tenemos tortícolis. Hablando estrictamente, la tortícolis no es un problema de cervicales, ya que no es un trastorno articular en sí y afecta solo a los músculos. Se trata de una contractura espasmódica, que aparece con cierta rapidez, y muy intensa, de uno de los dos músculos laterales del cuello. Este problema muscular va a desaparecer por sí solo en ocho o diez días. Aparece por varios motivos entre los cuales el frío, dormir en una mala postura o el cansancio son los más frecuentes. Para paliarlo, como pasa con todas las patologías que afectan a los músculos, es mejor aplicar calor. La recomendación general es aplicar calor suave en el músculo unos veinte minutos dos o tres veces al día. El frío a veces puede ir un poco mejor, pero en general, es mejor el calor. Si al aplicar calor no se siente alivio, se puede probar con frío. Tras recuperarse, se pueden realizar estiramientos en el músculo. Durante la fase aguda del dolor, nunca. El músculo está totalmente inmóvil.

¿CUÁNDO DEBEMOS IR A URGENCIAS?

Muchos de los casos de dolor de cuello se curarán con el tiempo y pueden ser atendidos con tratamientos no quirúrgicos. Sin embargo, existen algunos síntomas que son posibles indicadores de una afección médica grave y los pacientes que los presentan deben buscar atención médica urgente. Los más importantes son un déficit neurológico progresivo —debilidad en los brazos o pérdida de sensibilidad y coordinación en los brazos o las piernas—, que podría ser un indicador de daños serios en el sistema nervioso. También puede ser una señal de un problema importante cualquier dolor agudo e intenso que, tras aparecer, no mejore entre las veinticuatro y las cuarenta y ocho horas siguientes.

17

TRATAMIENTO PARA UN DOLOR DE CERVICALES

El dolor de cervicales es uno de los más comunes con el que nos encontramos. Por eso, se ha trabajado e investigado sobre él en profundidad. Hay muchas maneras de hacerle frente, que van a depender del origen de la dolencia. Ya has visto que básicamente el objetivo del tratamiento es eliminar la inflamación y relajar la musculatura. No será fácil si tenemos un dolor constante, por eso intentaremos anestesiar de un modo u otro los sensores del dolor del área del cuello. Para ello, la farmacología y las técnicas manuales son eficaces. Por lo tanto, mi primer consejo es que, si te duelen las cervicales, no te desesperes; es cuestión de hablar con el especialista para ver qué tratamiento puede ser el más adecuado para ti. En cuanto a la elección de un tratamiento, personalmente prefiero utilizar métodos suaves, no agresivos, y si no hubiera respuesta, entonces sí, pasar a terapias más intensas. Vamos a resolver las principales dudas que surgen en cuanto aparece el dolor.

TRATAMIENTO PARA UN DOLOR DE CERVICALES

¿FRÍO O CALOR?

Esta norma que te voy a explicar ahora es general. La puedes utilizar en un problema de la musculatura cervical y en caso de traumatismo en cualquier parte del cuerpo. Primero pensemos qué buscamos con cada cosa. El frío encoge, retrae, endurece. Por el contrario, el calor abre las vías, expande. Estas reacciones se producen en todos los tejidos del cuerpo. Con calor, los vasos sanguíneos se ensancharán y tendrán un mejor flujo por los tejidos. Los tejidos musculares también se dilatarán más.

Por tanto, si lo que hemos sufrido es un golpe traumático en el que ha habido inflamación del tejido de las articulaciones, siempre se ha de aplicar inmediatamente frío. La temperatura del hielo tiene un efecto antiinflamatorio, además produce una anestesia de los receptores del dolor. Coloca bolsas del congelador o cubitos envueltos en una tela sobre la zona afectada. El hielo no debe tocar directamente la piel, ya que la quemaría. Hay que evitarlo. La compresa helada se aplica durante unos diez minutos y entre tres o cuatro veces al día. Así bajaremos la inflamación y calmaremos el dolor, puesto que habitualmente es la inflamación misma la que excita los sensores del dolor de la zona. Repito que esto es efectivo en las primeras horas del traumatismo. Lo puedes hacer durante el primer día o en las primeras cuarenta y ocho horas. Después ya no es necesario ni eficaz.

En los siguientes días y en las patologías en las que no ha habido inflamación, se ha de optar siempre por el calor. Puedes usar una esterilla eléctrica, por ejemplo, para que la temperatura sea constante. Tampoco es bueno que la uses mucho rato pues una aplicación de un cuarto de hora o veinte minutos ya te proporciona los beneficios. En cuanto a la frecuencia, como antes, también es unas tres veces al día.

¿EJERCICIO O REPOSO?

Cuando se tiene un dolor de espalda, en general, no es conveniente estar mucho tiempo sin moverse, ya que nos interesa que la musculatura se fortalezca y pueda proteger las articulaciones. Esta regla también es aplicable a la zona alta, la de las cervicales. Lo que pasa es que todo dependerá de cómo sea el dolor. No es igual un dolor agudo surgido de repente por una contractura o un latigazo que el dolor crónico que aparece y reaparece durante períodos largos de varias semanas.

En el primer caso, el dolor agudo exige un primer momento de descanso. No podemos forzar una zona que acaba de sufrir un problema. Dejaremos dos días de reposo. Si es necesario, incluso el médico podrá recomendar la inmovilización con un collarín. Si se ha originado por un mal gesto al dormir, algo que asumimos que no parece revestir mayor gravedad, podemos esperar que evolucione bien por sí solo durante esa primera fase de descanso. En otras circunstancias, hay que buscar siempre un diagnóstico médico y en ningún caso vamos a automedicarnos ni a decidir por nuestra cuenta ponernos un collarín. Insisto en que el collarín cervical se recomienda en un primer momento de la fase aguda, pero no podemos acostumbrarnos a él. Es perjudicial, porque a la larga intentaremos, en cuanto disminuya algo el dolor, mover y contraer la musculatura. Ese movimiento es positivo para la recuperación. Si dejamos los músculos sin moverse, con el collarín, vamos a retrasar la recuperación.

¿ES BUENO QUEDARSE
EN LA CAMA?

Lo primero que tenemos que preguntarnos es cómo estamos en la cama. Ya vimos que la postura a la hora de dormir es fundamental para evitar problemas cervicales. Recordemos brevemente que no se puede dormir boca abajo, ni usar una almohada muy alta que nos deje el cuello demasiado elevado. La almohada debe servir para apoyar la cabeza. La postura ideal es de costado, con las piernas algo encogidas y un cojín entre ellas. Aún así, en la cama no estamos totalmente inmóviles. Por esta razón, no es bueno estar en la cama cuando se exige inmovilización ni, lógicamente, cuando se recomienda que empieces a hacer ejercicios.

LOS PELIGROS DE LA AUTOMEDICACIÓN

Nunca debemos automedicarnos, ya que todo fármaco puede tener ciertos riesgos, efectos secundarios o incluso contraindicaciones. Por ejemplo, los antiinflamatorios pueden provocar problemas digestivos —se denominan gastroerosivos, irritantes—. Por eso se suelen recetar junto con protectores de estómago. Los sedantes y los relajantes musculares también tienen inconvenientes. Sus efectos pueden alterar el curso de algunas enfermedades. Por lo tanto, la medicación la dejaremos siempre en manos del médico que nos facilitará la receta. Nosotros nos limitaremos a productos sencillos que pueden administrarse sin receta médica o preparados naturales de efectos similares.

MASAJE PARA ALIVIAR

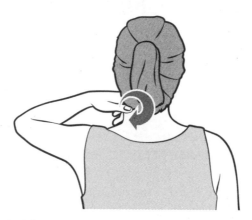

Hemos insistido varias veces en que el estrés y las malas posturas tensionan los músculos que rodean las cervicales y que pueden acabar provocando contracturas y dolor. Si el problema es leve, tú mismo puedes hacer algunos gestos que te ayudarán a aliviar el dolor. Para deshacer los «nudos» musculares, coloca los dedos entre las vértebras cervicales y dorsales —las siguientes al principio de la espalda—, sin bajar la cabeza. Mantenla mirando al frente. Amasa y arrastra lentamente hacia arriba la musculatura y el tejido con las yemas de los dedos. Este masaje, repetido durante un par de minutos, ayuda.

Otra opción efectiva es la digitopresión. Coloca los dedos pulgares por debajo de la base del cráneo, justo en el espacio que hay entre los músculos trapecio y esterno-cleidomastoideo —fíjate bien en el dibujo—, allí donde duele, y haz movimientos circulares, con un nivel de presión que sea molesto pero no doloroso.

18

EJERCICIOS DE PREVENCIÓN Y RECUPERACIÓN

Después de la fase aguda de un dolor cervical, o incluso durante este estado, algunas patologías requerirán tratamiento fisioterapéutico, especialmente en caso de latigazo cervical o de hernia discal. Una vez superada la fase aguda, la práctica de ejercicios específicos y de estiramientos será de mucha utilidad para aliviar el dolor y mejorar la movilidad.

EJERCICIOS PARA DESTENSAR LA MUSCULATURA

En primer lugar, el conjunto de ejercicios que te propongo forman un buen entrenamiento, que nos permite descargar la tensión de la musculatura cervical en general. Asimismo, estos ejercicios te ayudarán a tener un buen tono muscular y a prevenir contracturas. Son una manera de calentar el músculo. Si te mueves, el músculo gasta energía y genera calor. Estará mejor preparado para cualquier esfuerzo.

Por otro lado, son ejercicios que también se utilizan en la recuperación muscular. Se pueden realizar tras sufrir algún problema cervical como trabajo de rehabilitación.

Con cada uno de estos ejercicios mueves un grupo de músculos específico. Por ejemplo, al acercar la oreja al hombro trabajamos los músculos escalenos y al movilizar los hombros se ejercitan los músculos de esa zona, como el supraespinoso y el trapecio. Es importante insistir en que no puede haber dolor en ninguna circunstancia y que se puede parar si se está cansado y esperar un poco para continuar al ejercicio.

Flexión corta de la cabeza

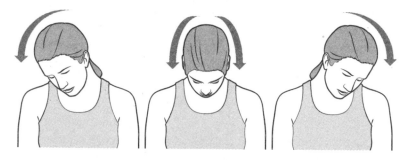

Este ejercicio nos servirá para trabajar los músculos del cuello de un modo suave que evite daños en todo momento. No vamos a forzar la musculatura en absoluto. Por tanto, es aconsejable para todo el que quiera ejercitar esa zona, y también para los que padezcan problemas cervicales.

Bajamos la cabeza, acercando la barbilla al pecho. En esta posición giramos la barbilla hacia la derecha, volvemos a la posición central y giramos hacia la izquierda. No se trata de un ejercicio de estiramiento, sino solamente de trabajar el músculo; por lo tanto, no giraremos más allá de donde nos permita el cuello, en ningún caso se ha de sentir dolor. Si el cuello nos permite apenas un poco de movilidad, ya es suficiente. Recuerda que no has de hacer todo el giro seguido de un lado a otro. Para siempre en medio y vuelve a empezar. Haz repeticiones de ocho a diez veces por sesión. Puedes hacer dos sesiones al día.

Fíjate en que no haces el ejercicio limitándote a girar la cabeza de un lado a otro, como si negaras sin bajar la cara. Ese movimiento no es aconsejable porque, para hacerlo, fuerzas las articulaciones.

Acercar la oreja al hombro

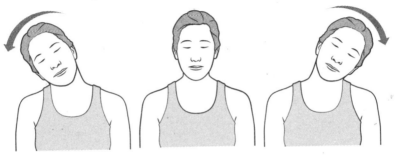

Es tan sencillo como eso. Sentado y con la cabeza recta, ladéala hacia la derecha lentamente y acerca la oreja al hombro. El hombro permanece quieto, no lo subas. Vuelve la cabeza a la posición inicial y repite hacia el otro lado. Haz de ocho a diez repeticiones. Conviene hacer coincidir el ejercicio con la inspiración.

Subir y rotar los hombros

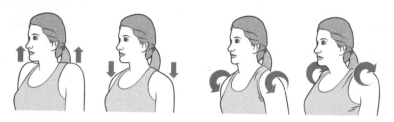

Sentado, con la espalda recta y los brazos caídos, subiremos y bajaremos los dos hombros a la vez, en un gesto como de duda.

En la misma posición, gira los hombros para movilizar los músculos rotatorios. Repite de ocho a diez veces el primer movimiento del ejercicio y rota los hombros de ocho a diez veces, primero hacia delante y luego hacia atrás.

Haz números en el aire

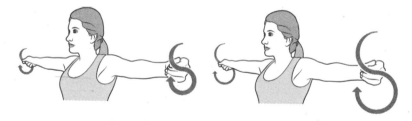

Este ejercicio lo aprendí de mi compañero Toni Bové y es especialmente interesante para descargar la tensión de las cervicales moviendo buena parte de los músculos de la zona.

Sentado y con los brazos en cruz, escribe en el aire todos los números del cero al nueve, así vas haciendo rotaciones de los brazos, que también llegan a la musculatura de la espalda y las cervicales. Has de hacerlo al mismo tiempo con los dos brazos. Si te cansas, baja los brazos, descansa un momento y luego continúa.

Repite el ejercicio, pero esta vez haciendo los movimientos algo más amplios, como si escribieras los números más grandes.

EJERCICIOS QUE DEBEN EVITARSE SIEMPRE

Hay una serie de ejercicios, que se practicaban con frecuencia tiempo atrás por un mal asesoramiento, que no se han de hacer nunca. Son los siguientes: mover la cabeza hacia atrás y hacia delante o rotar la cabeza haciendo círculos con el cuello. Dado que estos movimientos fuerzan más las articulaciones, el posible beneficio sobre los músculos no compensa. En el caso de personas que tengan una patología, incluso puede provocar mareos o pérdida del conocimiento.

EJERCICIOS ISOMÉTRICOS: TRABAJAR SIN MOVER

Estos ejercicios consisten en efectuar una contracción de los músculos, pero aplicando una fuerza en sentido contrario de modo que, de hecho, el músculo no se mueva de su sitio. Así se evita cualquier dolor o vibración. Es ideal para cuando interesa trabajar los músculos, sin que se muevan las articulaciones. Están indicados, por ejemplo, para las personas que tienen osteoporosis, hernias discales o vértigos provocados por un problema de los ligamentos. Con este ejercicio mantendrás la cabeza recta y trabajarás el músculo. En algunos casos de dolores musculares, como la tortícolis, en los que el dolor nos impide mover el músculo, estos ejercicios también ayudan.

Extensión

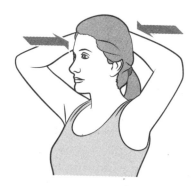

Siéntate delante de un espejo para asegurarte de que estás haciendo correctamente el ejercicio. Pon recta la cabeza y las piernas bien apoyadas en el suelo y sin cruzarlas. Coloca las dos manos encima de la coronilla, sujetándote la cabeza. Intenta llevar la cabeza hacia atrás mientras las manos empujan para que no se mueva.

Repite el ejercicio, pero ahora intenta hacer fuerza hacia el techo. Las manos siempre presionan suavemente para evitar el movimiento.

Lateral

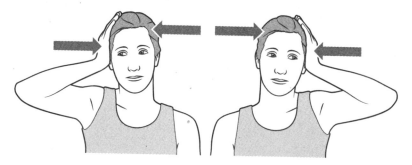

Coloca la mano derecha sobre la oreja. Intenta empujar la cabeza hacia la derecha y bloquea el movimiento con la mano, haciendo fuerza en sentido opuesto. Coloca la mano izquierda sobre la oreja y repite el ejercicio hacia el otro lado.

Rotación

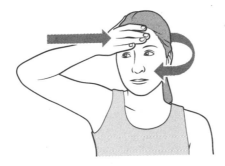

Pon la mano derecha en la frente de manera que sujete la cabeza y que esta no pueda moverse. Intenta girar la cabeza como si fueras a mirar a la derecha. Repite con la otra mano y en la otra dirección.

Cada uno de estos ejercicios se hace tres o cuatro veces al día, durante cuatro o cinco segundos. También se puede hacer todo el grupo de ejercicios una o dos veces al día.

¿Por qué son útiles estos ejercicios? Aunque a simple vista no lo parezca, estás haciendo un significativo esfuerzo muscular. Esta contracción mínima del músculo sostenida en el tiempo produce un gasto de energía muscular y ayuda a que este se relaje.

EJERCICIOS DE ESTIRAMIENTOS

Los estiramientos son necesarios para el cuerpo por varios motivos. Si haces ejercicio o movilizas mucho los músculos por tensión, estos liberan ácido láctico que se cristaliza y crea fibras rígidas. Este mecanismo es también el responsable de que se tengan agujetas después de hacer deporte. Para evitar la creación de estas fibras rígidas, que hace que perdamos elasticidad, y para favorecer el riego sanguíneo de los músculos se hacen estiramientos.

Un programa de ejercicios y estiramientos del cuello puede ser una buena opción para prevenir el dolor, liberar tensiones y relajar los músculos. Cuando uno está bien los estiramientos son una excelente manera de relajar la musculatura. Remarco la expresión «estar bien», porque estamos hablando de previsión. Si queremos hacer estiramientos porque sentimos dolor, es que ya es tarde.

La elasticidad es una de las capacidades físicas que perdemos más pronto y, sin embargo, es la base para todas las demás. Así que los estiramientos siempre son aconsejables, sobre todo en personas con trabajos sedentarios.

Estos ejercicios en concreto nos permiten un estiramiento activo de los músculos cervicales, activo porque es uno mismo el que lo realiza, frente al pasivo, que realiza un profesional. Los estiramientos irán bien cuando los músculos del cuello están sobrecargados, y si hay problemas cervicales es normal que esos músculos, sometidos a más tensión, estén sobrecargados.

Los estiramientos nunca se hacen antes de un ejercicio. Siempre se realizan después, cuando los músculos ya se han calentado. Hace años se estiraba la musculatura antes y después de hacer cualquier ejercicio. Pero era un error. Según un estudio que publicó el *Journal of Applied Physiology* en 2014, estirar puede afectar a la resistencia muscular y no disminuir el riesgo de lesión. El músculo puede estar más débil que si no hubiéramos hecho nada.

Además, nunca se debe estirar el músculo hasta el punto de sentir dolor. Siempre hay que detenerse cuando los tendones nos avisan de que ya se han flexionado bastante. En este caso concreto, se trata de unos estiramientos suaves, que ayudan a relajar los músculos que presentan sobrecarga en la zona cervical.

Siempre se efectuará el estiramiento en el momento de la espiración —cuando estamos soltando el aire—. En la espiración los músculos de la columna vertebral se relajan, por lo disminuye su tono muscular. En la inspiración los músculos se van a contraer, así que no nos interesa hacer los estiramientos en ese momento.

Los ejercicios se hacen llevando los músculos a una sensación de tensión que hay que aguantar por unos momentos. No hay una regla fija sobre cuánto hay que aguantar. Hoy se considera que depende de cada persona. Puede ser unos momentos o varios segundos, entre diez o quince.

Estiramiento de los escalenos

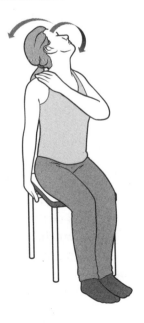

Los escalenos son los tres músculos que tenemos en la parte delantera y a los lados del cuello. Para estirarlos, nos vamos a sentar en una silla. Con la mano derecha, sostenemos el borde de la silla. La mano sujeta la silla por abajo para mantener el estiramiento. Colocamos la mano izquierda sobre la clavícula derecha. A continuación, llevamos la barbilla y la cabeza hacia atrás. Luego cambiamos de manos y hacemos el estiramiento en la otra dirección.

Estiramiento y flexión lateral

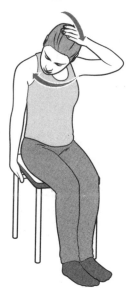

Con este ejercicio estiramos la parte superior del trapecio, que es el músculo que nos recorre el cuello por detrás y la espalda. Nos sentamos con la mano derecha sosteniendo el borde la silla, igual que en el estiramiento anterior. Movemos la barbilla hacia el pecho e inclinamos la oreja izquierda hacia el lado izquierdo, como si quisiéramos tocar con la oreja el hombro. Puedes colocar la mano libre sobre la cabeza para ayudar, pero sin tirar. Luego repetimos cambiando de posición las manos e inclinando hacia el lado derecho.

Estiramiento angular

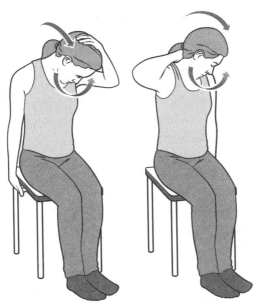

Con este ejercicio estiramos el músculo angular. De nuevo, sentado y sujetando el borde de la silla con la mano derecha, llevamos el mentón hacia el pecho y luego la nariz hacia la axila. Podemos colocar la mano izquierda en la cabeza para suavizar, no para hacer presión.

Si queremos hacer este estiramiento más intenso, levantamos el brazo derecho de la silla y colocamos la mano detrás del cuello. Hay que evitar encoger los hombros. Inclinamos la oreja izquierda hacia el lado izquierdo, giramos la cabeza hacia la izquierda y bajamos la barbilla.

Los tendones de los músculos no tienen tanto valor como los de las extremidades. En los brazos son como cuerdas, por lo que puede haber un estirón que provoque una tendinitis (inflamación de los tendones). En la zona de la columna, sin embargo, toda la parte de tendones es diferente a la de las extremidades. Pero no hace falta entrar en detalle. Basta saber que la parte final del músculo es un tendón, que se adhiere al hueso, por ejemplo, a los escalenos. Pero no hay tendinitis de escalenos, hay contracturas.

Los ligamentos ponen un tope a las articulaciones y dan estabilidad. Esto lo vemos con facilidad en los pies al caminar. Si nos tropezamos y no torcemos levemente un pie, el ligamento del tobillo te da un aviso, un pequeño dolor que te indica que si sigues tirando se romperá. No llega a ser un esguince (una rotura), pero si una advertencia.

A continuación explicaremos cómo llega esta información. Tanto en los tendones como en los ligamentos hay receptores de movimiento que informan al cerebro de que están haciendo algo. Aunque cierres los ojos, tu cerebro sabe una pierna está cruzada o si está recta. Aunque la piel no toque nada, sabe en qué posición está. Esa información se la proporcionan los receptores de movimiento de los ligamentos, que son los mismos que te informan de si los estás forzando demasiado.

Si tienes un buen tono muscular las articulaciones están mejor. Si no tienes bien la musculatura, las articulaciones se mueven más, por lo que corres más riesgo de sufrir una lesión.

CONSEJOS FINALES

Ya has visto que ante un dolor agudo de cervicales, el primer paso es acudir al especialista para que nos diagnostique y nos ayude a ponerle remedio. Podemos aplicar hielo, aunque no sepamos lo que tenemos, pues seguramente el problema implica una inflamación en la zona y eso la aliviará. Pero hay que ir a consultar con un médico. No puedes iniciar ninguna terapia que no haya sido diagnosticada por él, sobre todo en las primeras veinticuatro o cuarenta y ocho horas, y especialmente si te consta que el dolor se ha producido después de un traumatismo.

Aunque te haya dado mucha información y muchas herramientas para poder conocer y afrontar los problemas cervicales, no debes nunca automedicarte, porque eso puede llevarte a enmascarar un diagnóstico o provocarte indeseables efectos secundarios.

Puedes hacer mucho para prevenir lesiones y, en los casos en los que el dolor cervical sea por problemas crónicos. Te he mostrado ejercicios de diversos tipos, un masaje contra el dolor que puedes realizar tú mismo, plantas que pueden ayudarte a relajar la zona, la técnica de aplicar calor, ya sea con arcillas, con una bolsa de agua o una manta eléctrica. En ese sentido sí que vas a tener muchas más opciones para actuar.

La práctica de *mindfulness*, de yoga o de pilates, bien dirigidas, te ayudarán a introducirte en las técnicas de relajación y estiramientos. No he entrado a analizarlas en profundidad para no alargar en exceso las explicaciones, aunque todos son métodos válidos que pueden aportarnos soluciones.

También puede ser un buen consejo llevar una almohadilla cervical cada vez que realizamos un viaje largo en coche o en avión. Su uso nos permitirá relajar el cuello y evitar una postura excesivamente forzada si nos quedamos dormidos en el asiento.

Al final, todo suma. Ser consciente de lo importante y delicada que es la zona cervical es fundamental para empezar a cuidarla. Hoy las estadísticas dicen que el 66 % de las personas sufren dolor cervical en algún momento de su vida y que el tercer motivo más usual de dolor de cabeza —por detrás del dolor tensional y de la migraña— es el relacionado con las cervicales. Los cambios degenerativos que hemos ido viendo y que afectan a la columna cervical se pueden encontrar en prácticamente toda la población por encima de cuarenta años de edad. Nuestras cervicales envejecen con nosotros. Aprendamos a cuidarlas y nos cuidaremos. El hecho de que te hayas acercado a este libro ya es indicativo de que tú, apreciado lector, vas en buena dirección.